Day by Day-IV

松田義雄

二〇二〇年からの一日一生

書肆アルス

Period 1 2020

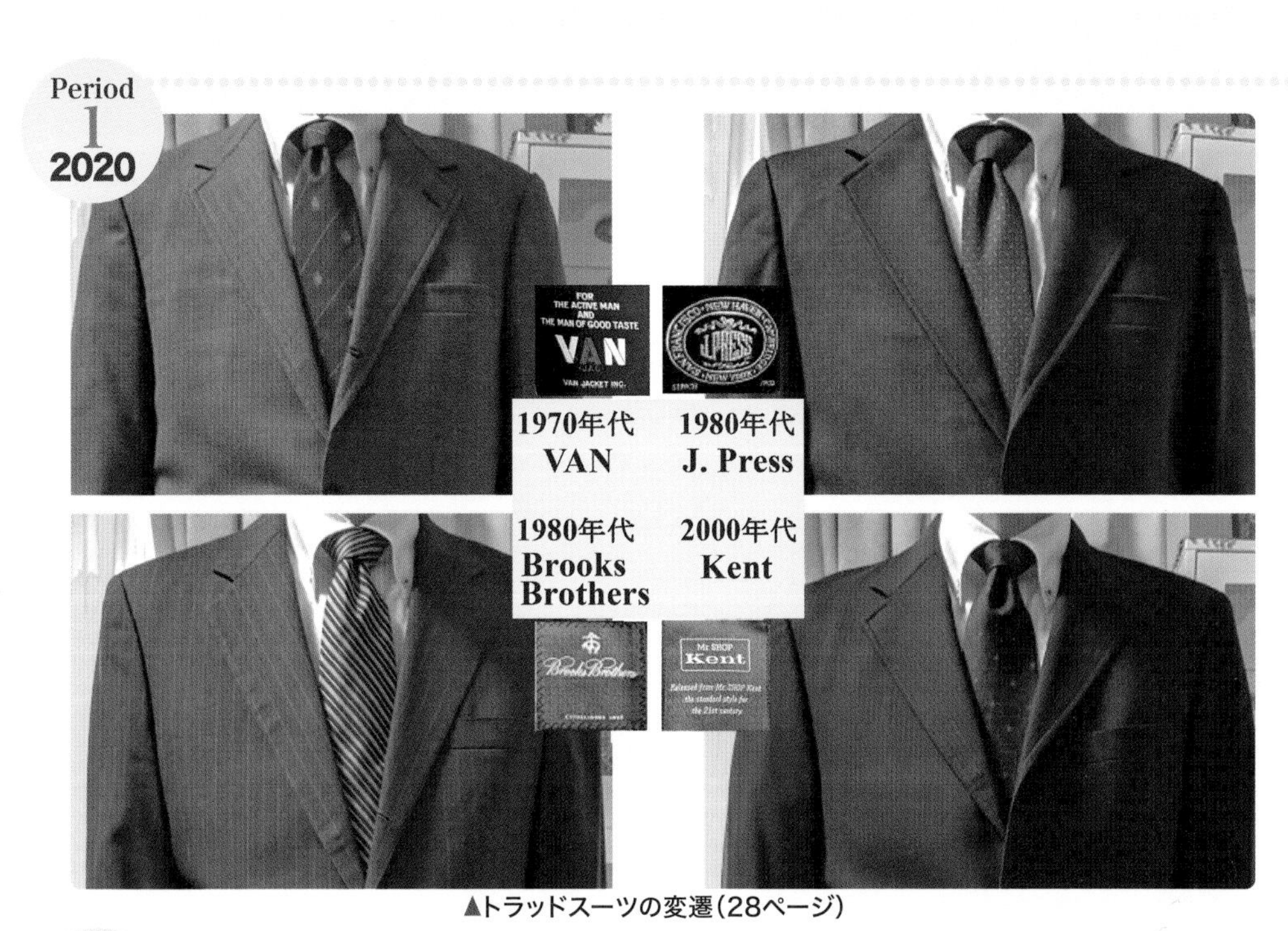

▲トラッドスーツの変遷（28ページ）

Period 2 2021

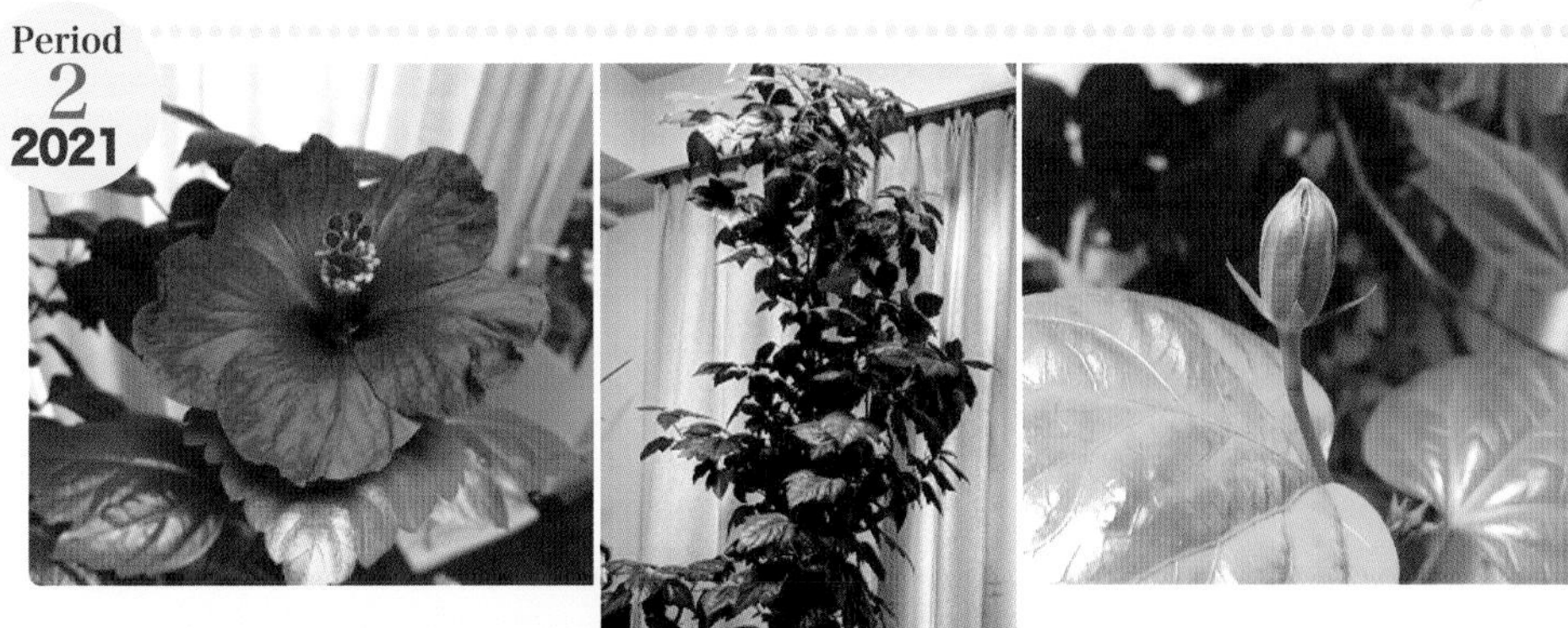

◀ハイビスカスの開花まで（35ページ）

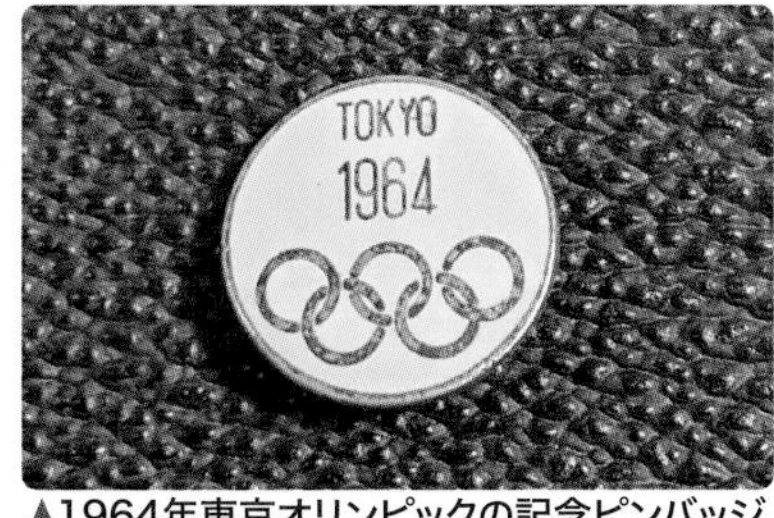

▲1964年東京オリンピックの記念ピンバッジ
（81ページ）

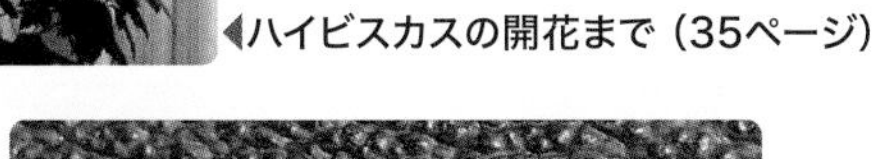

◀晩秋を感じさせてくれる雑司ヶ谷霊園のイチョウ（101ページ）

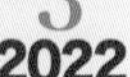

Period
3
2022

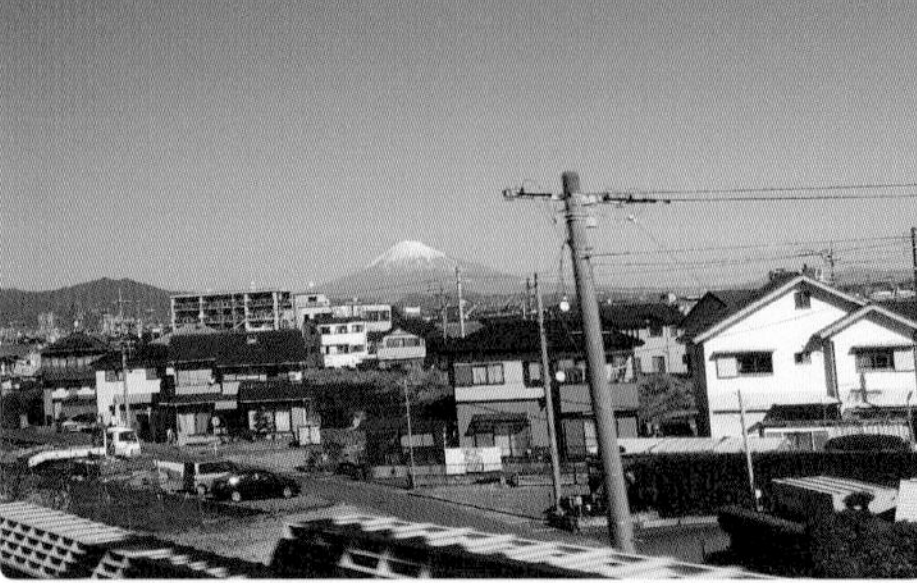

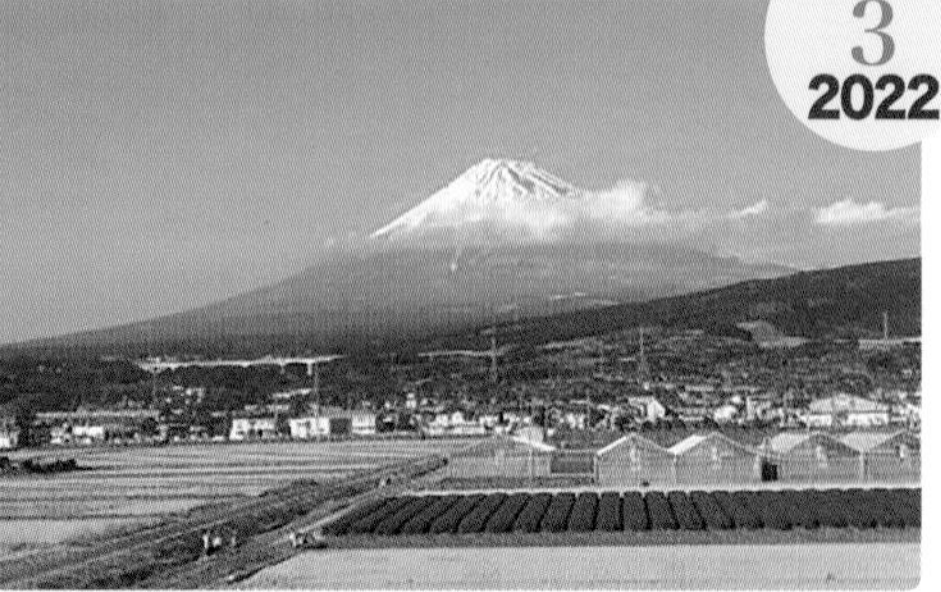

▲東海道新幹線の車窓から見る富士山（111ページ）
（左）海側の座席から運が良ければ一瞬見える「幸せの左富士」
（右）山側の座席からは〈富士は日本一の山〉を実感！

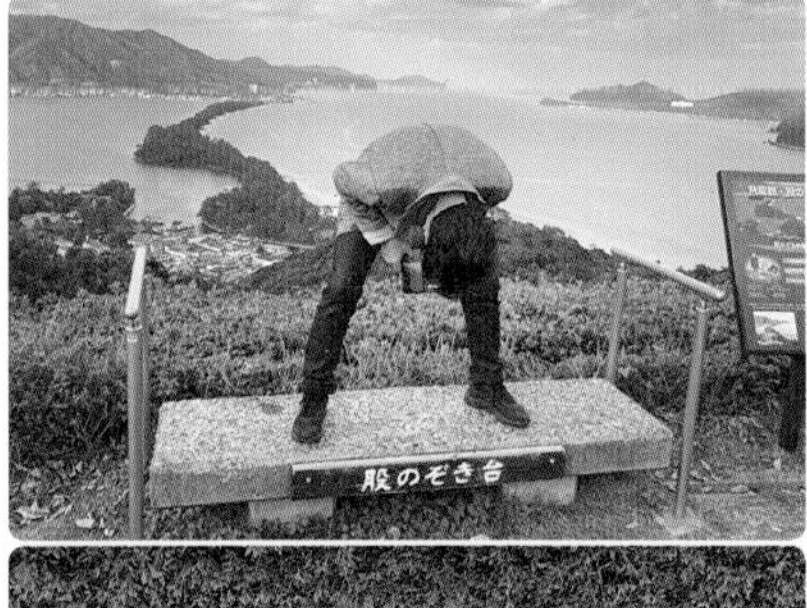

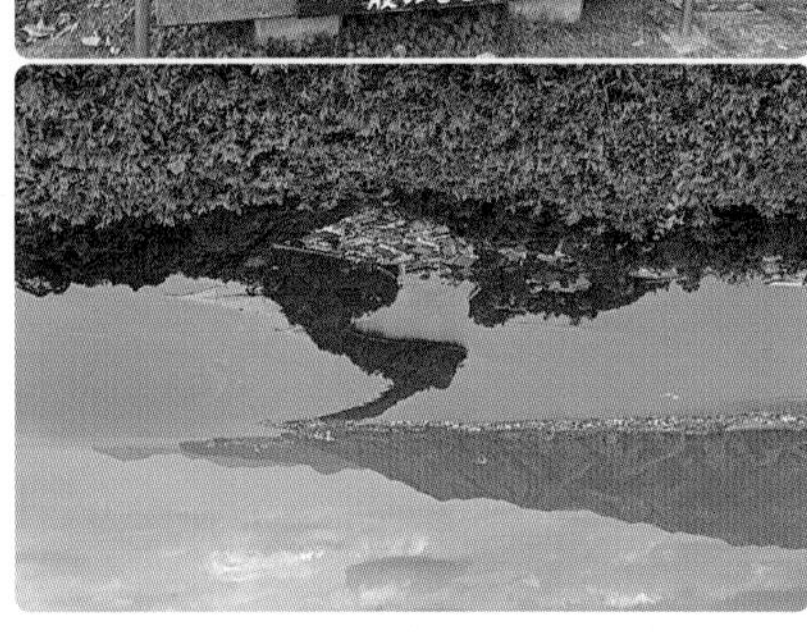

◀丹後の天橋立股のぞき。海が空に見えた！（160ページ）

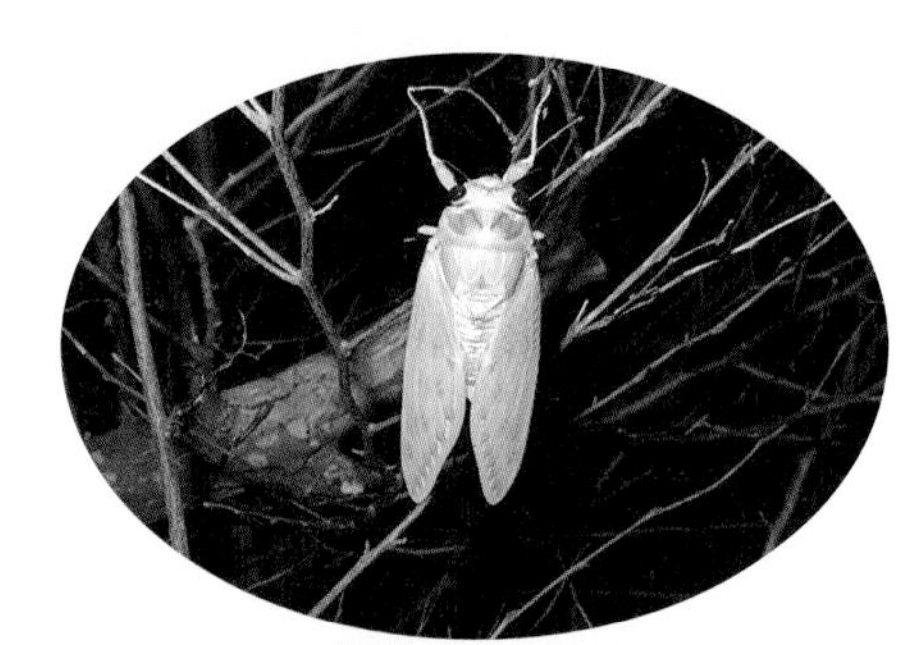

▲羽化直後のセミ
「夏休みの観察日記」より
（136ページ）

Period
4
2023

▼神田川の桜は3月末に満開となった
（175ページ）

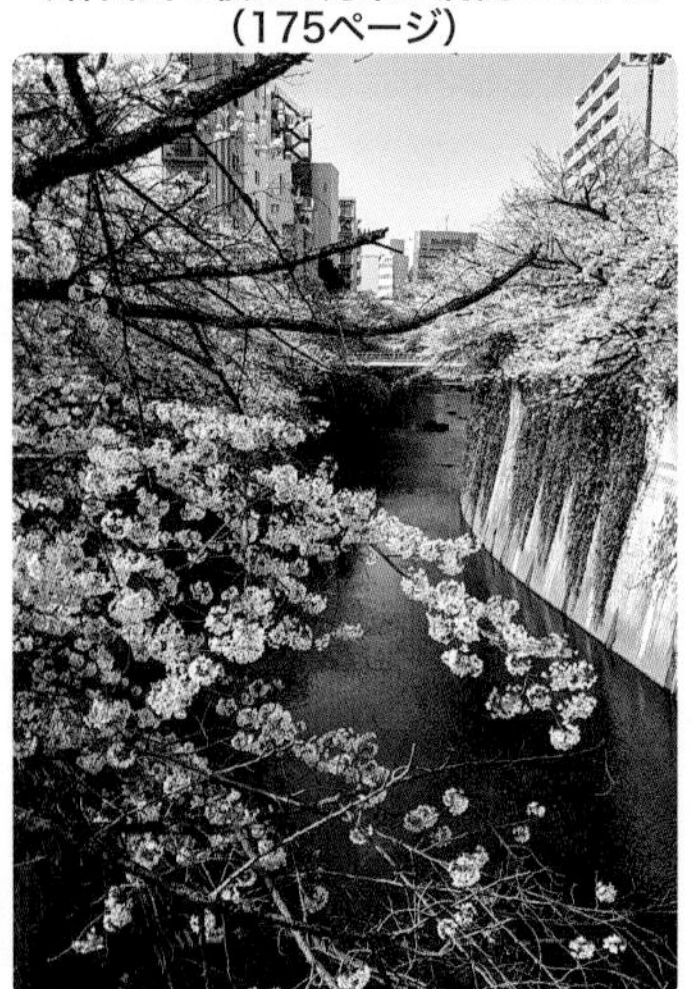

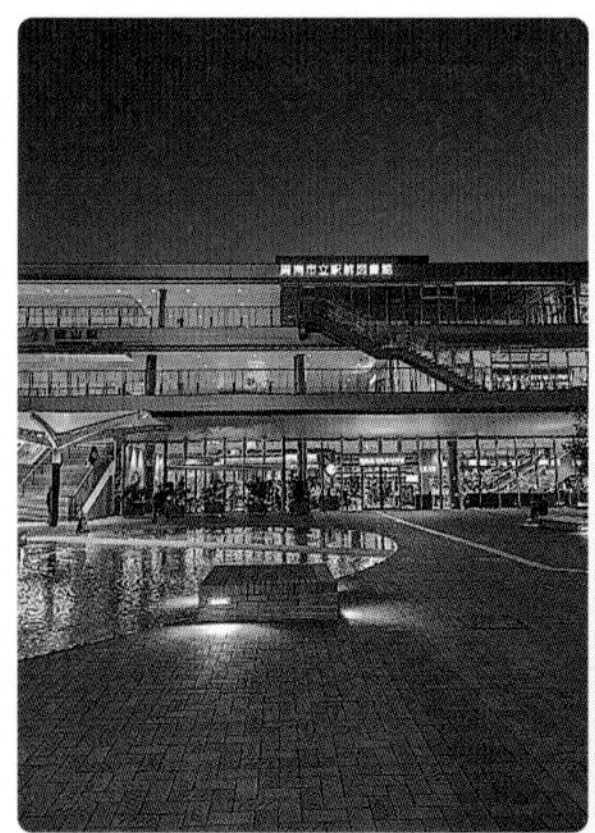

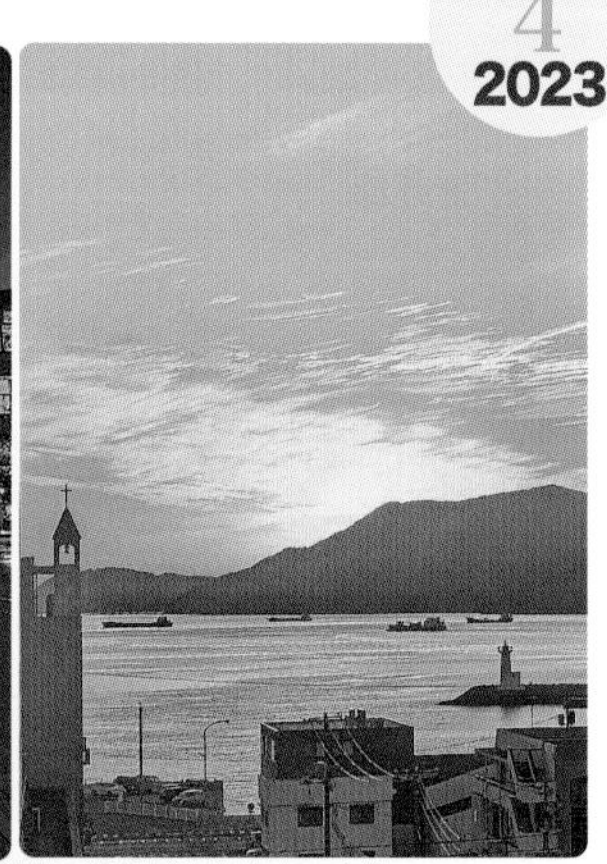

▲夕暮れ時のわが故郷の絶景（165ページ）
（左）図書館を併設する新幹線徳山駅
（右）瀬戸内海の西に位置する徳山湾

はじめに

戦後生まれでポスト団塊世代のわれわれ（昭和二十九年生まれ）は、戦後経済の成長と減速を実感しつつも、戦争を知らず、さほどの分断も経験せずに生きてきた。

ところが、二十一世紀も二十年過ぎた今になって、戦争の怖さを知り、社会が分断される不自由さを知ることになろうとは、誰が予想し得ただろうか？


個人的には、フルタイムの勤務から開放されて、自由にできる時間ができた分、これまでの趣味に加えて、現役時代にはできなかった事にもチャレンジできる！と意気込んでいた矢先のことであった。

コロナ禍に翻弄され、日々の行動が制限されたため、無駄に時間が過ぎていくことには耐えられなかったので、世相に触れ、時には専門分野の観点から「客観的事実をいかに平易に伝えるか？」などを書いてみることにした。そのテーマにあった印象的な写真を使ってみると、予想以上に筆が進んだ。

本書には、故郷との往来がままならなかったもどかしさで、望郷の想いが昂じた結果、過去から今へと繋がるセンチメンタルな内容もある。刊行は、数えで「古稀」を迎えるタイミングとも一致した。

今回は、それぞれの作品を書いた直後に私をよく知る友人たちに送ったところ、多くのコメントを頂くことができた。それらを参考にさせてもらった上での完成版もある。その意味では、皆で作った作品集ともいえる。

皆さんはこのタフだった日々をどう過ごされただろうか？

当時を思い出す一助になれば幸いである。

なお、国内外の「主な出来事」は、読売新聞社の10大ニュースから引用したものである。

Day by Day-Ⅳ
二〇二〇年からの一日一生　目次

Period 3

二〇二二年 105

Period 4

二〇二三年 163

題字　著者
装幀　巖谷純介

Period 1 2020

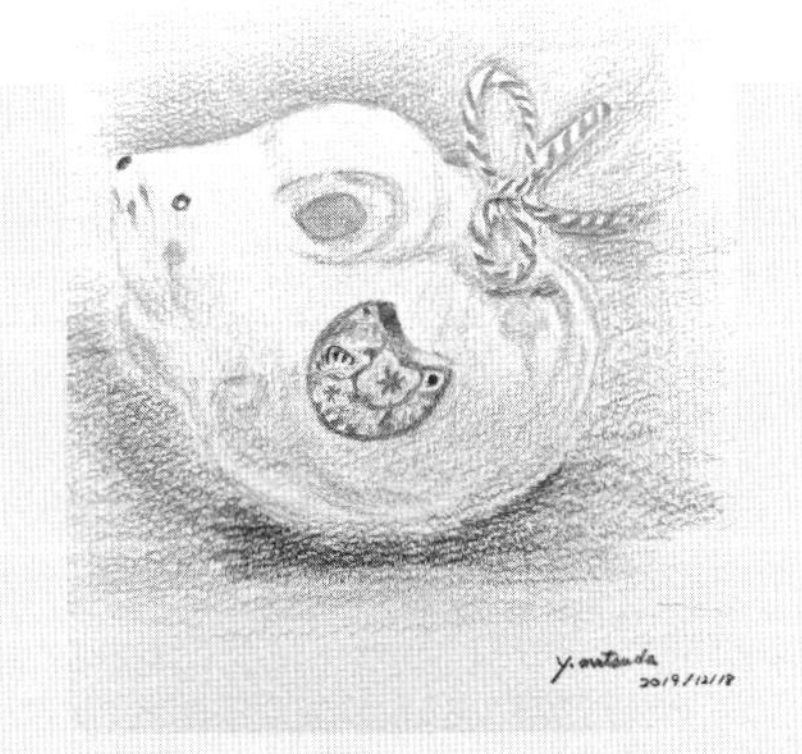

【日本の主な出来事】

・全小中校休校要請（2月28日）
・甲子園春夏中止（3月11日）
・東京五輪、一年延期決定（3月24日）
・志村けん　死去（3月29日）
・感染拡大、緊急非常事態宣言（4月7日）
・九州地方集中豪雨（7月4日）
・将棋の藤井聡太　最年少タイトル（7月16日）
・安倍首相　辞任表明（8月28日）
・菅首相　誕生（9月16日）
・アニメ映画「鬼滅の刃」興行収入100億円（10月16日）

【世界の主な出来事】

・英国　EU離脱（1月31日）
・WHOパンデミック宣言（3月11日）
・ヘンリー王子　公務引退（3月31日）
・米国で黒人男性死亡　抗議拡大（5月25日）
・米　WHO脱退（5月29日）
・香港「国安法」施行（6月30日）
・トランプ大統領　感染（10月2日）
・核禁止条約　発効へ（10月24日）
・バイデン　新大統領（11月3日）
・マラドーナ死去（11月25日）

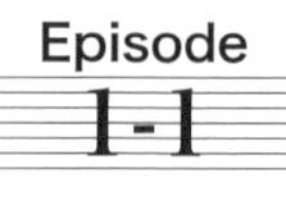

コロナ禍の真っ只中で（二）：オネスト・フェイク（二〇二〇年五月）

令和二年早春、わが国を未曾有のクライシスが襲った。
のちに全世界を巻き込む百年に一度レベルの新型コロナウイルスによるパンデミックである。

◆「このニュースは本当？」

日本産婦人科学会・日本産婦人科医会の情報提供に関する反応は速かった。二〇一一年の東日本大震災の教訓が確実に活きている。産科診療従事者だけでなく、妊婦への最新情報は、二〇二〇年二月三日を第一報として五月二十六日には第八報まで更新され続けている。

そんな中、「分娩場所がない」というニュースが流れてきた。

（一）都内で最初にクラスターが発生した病院で分娩予定だった（感染していない）妊婦さんが健診はおろか分娩ができなくて困っている。

（二）これに関連して、妊婦健診も十分にしてもらえず不安だ、ということも併せて報道された。

このニュースを聞いて、「妊婦さんは大変だね。早く何とか手を打って」と多くの視聴者が感じたことだろう。さて、産科の最新情報と都内の状況を知っている立場として、このニュースは正しく伝えたものだったか？　残念ながら、そうではなかった。

（一）については、引受先がなかなか見つからなかったのは、本件とは別の問題もあったから。

「お産難民」をゼロにすべく、学会は必死になって取り組んでいて、少なくともあの病院で分娩予定となっている妊婦さんは全て他院での受け入れが完了していた。

（二）については、学会のホームページを見ればわかるが、「特にリスクがなく、異常がなければ、健診の回数を減らします」と書いてある。外出して感染するリスクの方が大きいと考えられるからである。

なぜこれらの事実は伝えられなかったのだろうか？　少なくとも、最後に「関係者の努力で、すべての妊婦の引受先は決まったということです」「妊婦健診については、かかりつけの先生に相談してみてください。学会のホームページはここに示してあります」と補足すれば完璧だったのに……逆に、これらの事実を伝えれば、ニュースとしてのインパクトが少し落ちると考えたのか？　と勘ぐっても見たくなる。

この話題は、内情を知っていたからこそ、「不正確な情報」と指摘できたわけである。「医学界の常識」についてはコメントできるが、自分の専門以外は自信もって正確にはコメントできない。ましてや、医学以外の真相については知る術はない。これは、医師に限らず全ての人（いわゆる知識人と称される方々を含む）にいえることではないだろうか？

いったんニュースになると、真実であれ、嘘であれ、取り返しがつかない。

◆「フェイク・ニュース」と「オネスト・エラー」

緊急事態宣言期間中には、少しでも人々の気持ちを和らげようと色々な動画が回ってきた。動物とのふれあいや動物の変顔に始まり、イタリアでの病院屋上からの日本人演奏家によるバイオリン演奏、英国での街頭からの歌声は魂を揺さぶるものであった。そんな中、あるニュースキャスターの面白動画が届けられた。

概要は次のとおりである：コンビニで強盗未遂あり、コンビニ店員に刃渡り三センチの鼻毛用のハサミで脅したが、その場で現行犯逮捕された。犯人は「長さが足りなかった」と供述した——とのこと。こうして活字にすれば面白味は半減するが、キャスターが笑いを必死に堪えている様は何度見ても、涙が出るほど面白い。この動画を受け取った多くの方々も同様の感想であった。

数日経って、これは芸人によるフェイク・ニュースと分かった。見事、騙された訳である。しかし、ありうる話ではないか？実際、その一週間後のニュースでは、「賽銭箱から九十円が盗まれた話」を伝えていた。この二つの話にどれほどの違いがあるだろう。

私が推察するストーリーは、「地方のちょっとした笑えるニュースを、アナウンスの得意な芸人にドッキリのつもりで打ち合わせなしに渡したところ、ツボにはまって笑い出してしまった」といったところか。

数年前に、わが国の医学研究の信頼性を大きく揺るがすＳＴＡＰ細胞事件が起こった。その話題に隠れてしまったかもしれないが、降圧剤の有効性を検証する論文に研究データ改竄の疑いが持ち上がり、臨床研究でも大きな問題となった。最終的には「現存するデータでは適切に訂正することができない honest error（オネスト・エラー、悪意のない間違い、誠実に行った上の誤り）がある」と弁明したため、主要論文は取り下げになった。オネスト・エラーという言葉をこの時初めて知ったが、これはいただけない。

◆「だしいりたまご」

新型コロナウイルス感染症をめぐって医学的根拠の乏しい情報が出回っているのを危惧して、外科医の山本健人先生は、「わかりやすい医療」を発信しておられる。ある朝のニュースで、次のような語呂合わせが紹介されていた。

「だ」誰が言っている？
「し」出典はある？
「い」いつ発信された？
「り」リプライ欄（返信欄）にどんな意見がある？
「た」たたき（攻撃）が目的の投稿ではないか？
「ま」まずは一旦保留しよう
「ご」公的情報は確認した？

「だしいりたまご」のネーミングも洒落ていて、「ネット情報を見極める七つのポイント」として、優れものである。

「正確性」という点では、専門家からの情報に勝るものはない。しかしながら、そのままの表現では、なかなか理解しづらいと感じる場合もある。近年、リスク・コミュニケーションの重要性が叫ばれている。なぜなら、同じリスクを話しても、数値の捉え方によって、受け手の解釈が変わってしまうことがあるため、その伝え方に慎重を期す必要があるからである。

「一般の人が理解できるようにわかりやすく伝える技術」、「もう一段階易しくするための同業者による翻訳作業」、そして、「リスク・コミュニケーション術」が今後ますます必要になるのでは？　と感じている。

Episode 1-2　コロナ禍の真っ只中で（二）：「三密」にまつわる三つの話（二〇二〇年七月）

令和二年四月十四日に、北海道大学西浦教授（当時、現京都大学）による「接触八割減ができなければ、四十万人死亡」というショッキングな警告が公けになった。

ニューヨーク州で毎日一万人以上の患者発生が止まらず、一気に緊張感が高まった頃でもあった。日本では、この一週間前に「非常事態宣言」が出されたが、罰則規定のない宣言で国民の外出自粛を促すには、少し脅しじみたメッセージの方がいいとの政治的判断がされたのか？—いわゆるアラート効果を期待したものだと思った。

◆「接触八割減ができなければ…」の科学的根拠を分かりやすく説明する

試算は、対策を全く取らなかった場合、住民の多くが感染して集団免疫が成立するまで流行が急拡大すると想定した。平均的な増加傾向を示すドイツの例を基に、一人の感染者がうつす人数（再生産数、R）を二・五人と仮定したという。この場合、人工呼吸器や集中治療室での治療が必要になる重篤患者は約八五万三三〇〇人と予測し、重篤患者の四九パーセントが死亡したとする中国のデータなどに基づけば、死者は約四一万八〇〇〇人になるというのだ。一方、α割だけ接触を減らした場合に感染者一人から感染する人数は（$1-0.1\times\alpha$）$\times$Rで表せる。流行を縮小するには、一人から感染する人数を一未満にする必要がある。この場合、（$1-0.1\times\alpha$）$\times R(=2.5)<1$を満たす「$0.1\times\alpha$」は〇・六より大きいことがわかる。六割の場合はその後も連日同じ人数の新規感染者が出るだけで、流行の拡大はいつまでも続く。六割五分なら新規感染者数は減少に転じ、八割なら十五日間で済む。

かねてより、臨床統計の論文作成でお世話になっている統計専門家のSさんに「この警告をどう思われますか？」と尋ねてみたところ、次のような返事が返ってきた。

「感染症数理モデルを用い、感染予防対策を何もしない（感染者が治療も受けず、隔離もされない）と仮定すると、確かに西浦教授が言われるような結果になります。しかし現実にはそのようなことは有り得ないので、強く警告するために、あのようなことを言われたのだと思います。私が感染症数理モデルを用いて予想したところでは、緊急事態宣言の効果があれば、六月上旬に、累積感染者数約一万五〇〇〇人（九五%信頼区間一万四〇〇〇〜一万八〇〇〇人）にほぼ収束する、という結果になりました」

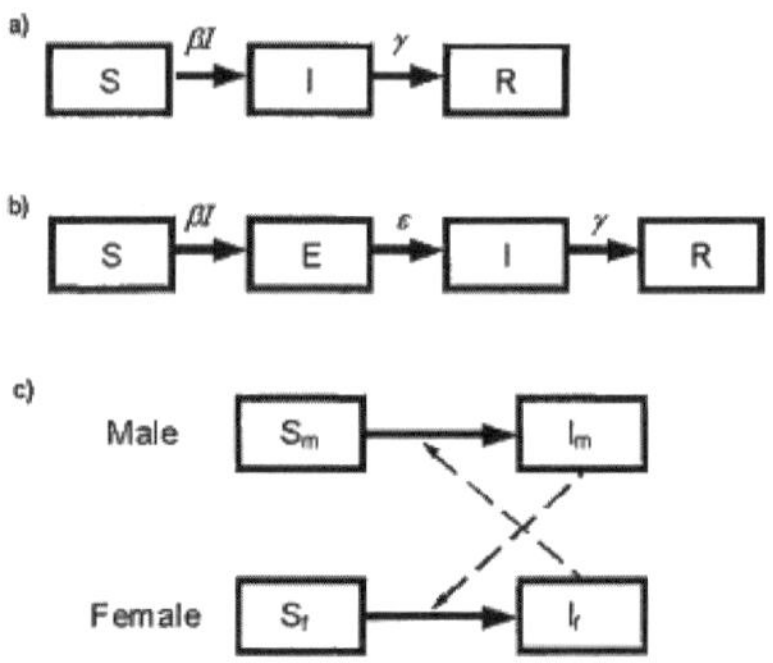

図1. 基本的な感染症の個体群動態に関する区画(Compartment). a)SIR型モデル, b)SEIR型モデル, c)性感染症のSI並列型モデル. S(感受性宿主), E(感染待ち時間), I(感染性期間), R(回復, 死亡, 免疫)など, 想定によって柔軟に変化を加えることが可能である. 矢印上のパラメータは各状態を推移する時間当たりの変化率を意味する.

▲「感染症流行の予測：感染症数理モデルにおける定量的課題」
西浦博、稲葉寿、統計数理（2006）・特集「予測と発見」より

六月十日の時点で、一万七三〇六人と報告されているので、予想は見事に的中している！

◆「三密」の科学的根拠を分かりやすく説明する

Sさんからの説明はさらに続く。

「一般的な感染症数理モデルでは、閉鎖集団（Closed population　人の出入りが無く、かつ質が均一な集団、閉鎖人口ともいう）について、aのような区画モデルを想定します。この区画モデルのことを、各区画の頭文字を取って「ＳＩＲモデル（Susceptible-Infectious-Recovered model）」と呼んだりします」

○S（Susceptible）区画：未感染で、感染する可能性のある集団
○I（Infectious）区画：感染していて、感染性（他人を感染させる能力）のある集団
○R（Recovered）区画：感染後に隔離された者と、隔離せずに回復して免疫を獲得した者と、隔離せずに死亡した者の集団（感染性のない集団）

ここで、それぞれの区間について次のような仮定をします。

・単位時間（通常は一日）あたり、I区画の人がS区画の人を感染させる確率はβである。（$0 \leqq \beta$、単位時間あたりの感染率）

※ある時間tにおけるI区画の人数をI(t)と書くと、「$\beta \cdot I(t)$」のことを「時間tにおける感染力（force of infection）」

・単位時間あたり、I区画の人が隔離または回復または死亡する確率はγである。（$0 \leqq \gamma$、単位時間あたりの隔離＋回復＋死亡率）

$(\beta - \gamma) > 0$の時：I(t)は指数関数的に増加
$(\beta - \gamma) = 0$の時：I(t)は一定
$(\beta - \gamma) < 0$の時：I(t)は指数関数的に減少

$(\beta - \gamma) < 0$にするためには、例えば次のような対策が考えられます。

・β（単位時間あたりの感染率）を小さくする

↓　人と人が接触する機会を減らす

・γ（単位時間あたりの隔離率）を大きくする

↓　感染者を素早く見つけ出し、素早く隔離する

これまでの研究から、数理モデルにおける閉鎖集団の仮定に反して、全ての感染者でなく約二〇パーセントの人が二次感染を起こしていたことが分かりました。そして彼らの大半が「空気のよどんだ閉鎖環境」つまり「三密（密閉・密集・密接）環境」にいました。そこで集団感染を起こした集団を迅速に発見し、その集団を隔離措置すると同時に、できるだけ「三密環境」を無くせば、二次感染を効率的に防げると考えたのです。γ（単位時間あたりの隔離率）を大きくし、β（単位時間あたりの感染率）を小さくして、流行がゆっくりと広がり、ゆっくりと納まります。

やっと、「三密環境」の重要性が納得できた。

◆「三密」の語呂合わせと「三くくり」

三月十四日の総理大臣官邸公式ツイッターには密閉、密集、密接の文字が見えるが、「三密」の語呂合わせが披露されたのは三月二十五日以降である。「三密」はそもそも仏教用語で、身密（しんみつ）・口密（くみつ）・意密（いみつ）の「三密」は、それぞれ行動・発言・こころを表

していて、守るべき自分の心とされる（真言宗松村妙仁壽徳寺住職）。今回の「三密」は大切な人を守るという意味合いも込められていて、このような関連性を思えば誠に興味深い。

さて、なぜ、日本では新型コロナウイルス感染の爆発的な流行が見られなかったのか？「律儀さ」「従順さ」「付和雷同」と「三くくり」できる日本人の特性に求められるかもしれない。あるいは、「三密」を意識させる「（ハグが日常的ではない）絶妙な距離感」に加え、「マスク着用」や「手洗い習慣」が、感染拡大の防止に大きく貢献したという説に、私も賛成である。

そうはいっても、産科医としては、「清潔（すぎる）症候群」も気になるところである。サイトメガロウイルスは乳幼児期に子供同士の接触で感染が成立するといわれている。現在でも妊婦の抗体保有率が六五パーセント程度で経年的な減少が問題になっている。これだけ子供たちが清潔にすると、将来サイトメガロウイルスの抗体保有率が劇的に下がると予想されるので、胎児サイトメガロウイルス感染症の流行が気になるところである。清潔にしすぎても将来問題になる事項があることを、伝えておく必要があるのだろうか。

Episode 1-3

ストレスと成熟…その後は？（二〇二〇年九月）

「ストレス」とは生体内に生じたひずみの状態をいう。体外から加えられた有害因子（ストレス作因）と、それによって生じた防御反応の両方を指している（『南山堂　医学大辞典』より）。

さて、臨床医にとって、日常診療や手術は、やり直しの利かない真剣勝負そのものである。その時の反応は経験により異なってくる。すなわち、患者の示す（時に危険な）サインに対して医師は、「全く反応しない」、「過剰な反応をする」、さらに「状況に応じた的確な反応をする」といった様々な（ストレスに対する）対応となる。医者になりたての研修医時代、医者になって十年前後の中堅医師、それ以降のベテラン医師というのが、反応の違いを表す大まかな目安であろう。

＊＊＊

このような反応の成熟過程は、どの分野においてもみられる。鹿児島にいた頃の古い話（一九八〇年代）で恐縮であるが、かつて報道局の中枢にいたマスコミ関係者と話したことを思い出した。危機管理に話が及んだ時、「よど号ハイジャック事件」[＊1]に関する興味深い話が披露されたのである。飛行機が福岡の板付空港からどこに向かうかが焦点となった時、残りの燃料からして鹿児島空港も十分選択肢の一つに考えておかなければならなかった。この判断が、若い報道マンにできなかった一方で、ベテランは万が一の状況を考えて、鹿児島空港にも中継体制を急いでとら

＊1 日本で発生した、日本赤軍による日本初のハイジャック事件。一九七〇年（昭和四十五年）三月三十一日、羽田空港発板付空港（現・福岡空港）行の日本航空定期旅客便が、赤軍派を名乗る九人に

せたのである。もしあの時、鹿児島の体制が不備のまま、乗っ取られた飛行機がそちらに向かっていたならば、事件に関する現場からの中継が全くされなかった訳である。あらゆる可能性を考えて、瞬時の行動が要求されることは、報道の世界で特に必要なことが素人の私にもよく理解できた。

　これら一連の、予期せぬ緊急事態に対する反応は、プレッシャーやストレスに対する反応と同じである。自分にプレッシャーがかかった状況を想像してみると分かりやすい。すなわち、心臓の鼓動は早くなり、顔面は紅潮する一方で、手足には鳥肌が立ち、武者震いをした経験をお持ちの方は随分と多いであろう。生命維持に重要でない臓器（腎臓、四肢など）への血流を減らして、心臓や脳、副腎といった生命維持に重要な臓器への血流を増やす「血流再分配機構」というメカニズムが、成人の我々には既に備わっているのである。

　一方、胎児はどうだろうか？　成人や新生児が、低酸素「ストレス」に対して心拍増加（頻脈）となるのに比べ、胎児では心拍が減少する。しかも、分娩前の成熟胎児では心拍の減少割合が、未熟胎児のそれよりも少ない。心拍減少に働く副交感神経系の成熟が、心拍増加に働く交感神経系の成熟に先行するために、このようなことが起こるのである。「化学受容体反射」や「圧受容体反射」の成熟も加味されている。さらに、もっと未熟な時期になると、どちらの神経系や反射も発達していないので、無反応となる。すなわち、これまで述べてきた「無反応」〜「過剰（な）反応」〜「成熟（した）反応」という一連の成熟過程のルーツが、胎児の世界で既にみられているのは、非常に興味深い。

よってハイジャックされた。犯人グループは北朝鮮（朝鮮民主主義人民共和国）へ亡命する意思を示し、同国に向かうよう要求した。福岡空港と韓国の金浦国際空港での二回の着陸を経たあと、四月三日に北朝鮮の美林飛行場に到着し、犯人グループはそのまま亡命した。この事件は、日本の歴史上、最も長期にわたるハイジャック事件となった。

＊＊＊

さて、歳月を経て社会経験を積んだ後、ストレスに対する反応はどうなっていくのだろうか？社会の表舞台に立つことが少なくなるにつれ、予期せぬ緊急事態に遭遇する機会も減る。また、そういった場面に遭遇しても、これまでの人生から得た経験からうまく対処できるのではないだろうか？　そう考えれば、ストレスに対する成熟反応はしばらく続き、ある年齢（自分にとっての健康年齢の上限）を過ぎた頃から無反応になっていくと想像する。あるいは、ストレスを予知してそれを「回避する反応」になるかもしれない。

ところが、自分の専門領域となれば話は少し違ってくる。例えば、これまで自分も関与し信じてきた理念に対して、挑戦的な輩（やから）が現れた時、年甲斐もなく彼らの主張にあらがって「過剰な反応」を示す自分を想像するに難くない。知的な刺激に反応する感性はまだ衰えていないと思うからである。実際、いつもは物静かで尊

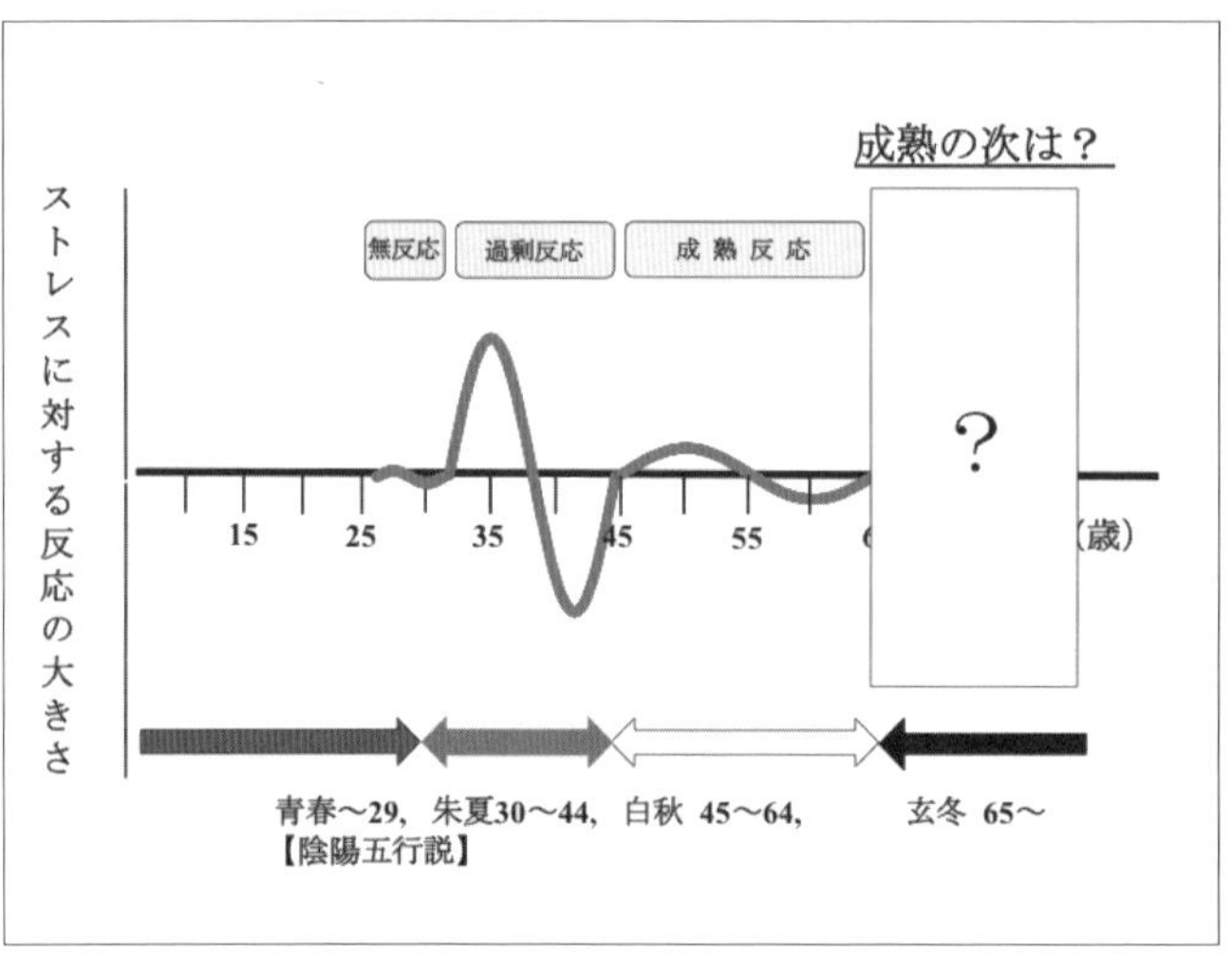

▲年齢に応じたストレスに対する反応の大きさの変化（著者作成）

敬する先生がある学会場で、これまでの常識とは違った主張を続ける医師に対し、普段では見せない厳しい質問を繰り返された。そのセッションが終わった直後「久しぶりにアドレナリンが出てしまったよ」と笑って答えられた先生を思い出す度に、アカデミックな興味を持ち続けられる喜びを感じている。

その一方で、静かに第一線から身を引いていくOld soldiers never die, just fade away!（老兵は死なず、消え去るのみ）も理想と考える自分もいる。

Episode 1-4

私のワードローブ史：私のいでたちを振り返ってみれば（二〇二〇年十一月）

「ワードローブ」の意味を調べてみると、衣装ダンス・衣装部屋のことで、それから派生して、その人の持っている衣装または衣装の組み合わせのことをいう——とある。

◆ネクタイにまつわるエトセトラ

ワードローブの一角を占めているネクタイに、愛着があるのには少し訳がある。

一九八〇年（昭和五十五年）三月に大学を卒業し、鹿児島市立病院で臨床研修を開始した。初めて外来に出るという前日、二度の五つ子保育に成功した主治医の中心として有名な故外西壽彦部長先生の部屋に呼ばれた。そして、「われわれの仕事は女性相手であるから、相手には清潔な印象を与えないといけない。ちゃんとネクタイをしてきなさい」とのアドバイスを頂いた。

卒業直後なので、ネクタイの数は限られている。私が同じネクタイを繰り返して締めてくるのを見かねたのか、ある時先生のご自宅に呼ばれ「どれでもいいから、四、五本持っていきなさい」と言われた。ダンディーで知られていた先生からの思いがけないプレゼントはとても嬉しかった。以後、トラッド（スタイルのファッション）派が好む基本的な柄であるソリッド（無地）、クレスト（紋章入り）、ストライプ（レジメンタル）、ドット（水玉模様）、ペイズリー（勾玉模様）を中心に集めてきた。その結果、五十代半ば頃になると二百本近くまで増えていった。その後、身内や知り合いに譲ったりしたので、今手元にあるのは百本足らずになってしまったが、同世代では比較的多い方だろう。各々それなりの値段で購入したネクタイだが、身に着けた回数で割れば、一回当たりの単価はたかが知れている。女性と違って、男性にはおしゃれゾーンが少ない。男性の数少ないアピールポイントである首周りのVゾーンを飾るにはむしろ安い方である。

ネクタイの結び方に、プレーン・ノット、セミウィンザー・ノット、ウィンザー・ノットがあることを、有名な男性ファッション誌「MEN'S CLUB（通称メン・クラ）」で知った。この順にしっかりとした結び目になり、自分はウィンザー・ノットを常用している。芸能人や若い人がルーズに締めているのを見かけるが、私は好きではなく似合わないと思っている。首周りをスキッとしたい気持ちもある。そうすることによって、暖かさが増すと感じるのもネクタイをきちんと締める副効用の一つだろう。

一九七〇年代のロンドンに留学経験がある同世代男性の体験談である。（一部修正）

＊＊＊

ドーバー海峡を渡って、パリにワインを買いに行く時の事です。下宿先の奥さんから、ロンドンへの帰りの税関は大変厳しいから、面接の際にはネクタイ着用で応対するようにと何気ないアドバイスをもらいました。案の定ワインの持ち込みは確か二、三本までの所を五、六本近く買ったので、前の列が厳しく取り締まられているのを見て半ば没収と諦めかけてました。その時、ネクタイのアドバイスを思い出し、確かGパンにダウンの恰好でとても紳士の服装には程遠い恰好でしたが、取り急ぎ身に着け応対しました。職業をはじめ色々と細かく聴取されましたが、驚く事に外交官並みに手荷物のチェックは他の人とは俄然違って全く無く、最後にウィンクまでしてくれ、お楽しみでしたねと意味あり気に言われました。紳士の国でのネクタイの歴史と効用を改めて認識した訳で、それ以降は色々なプライベートでもネクタイは用意することが身に付きました。

＊＊＊

年月を経て手元に残っている一本一本を改めて眺めてみると、柄や模様によらず様々な色がみられる。「赤」や「青」系統のネクタイが比較的多いようだ。学術集会などで発表する場面では、「勝負ネクタイ」の意味で「赤」を使うことが多かった。「青」には未熟な者を「青くさい、青二才」と呼ぶように、「若い」というイメージがある。その一方で、「平和で穏やかな色で、精神を落ち着かせたい時にふさわしい色」という側面もある。[＊2] 二十代、三十代の「赤」を中心とした原

＊2 村山貞也『人はなぜ色にこだわるか——知っているようで知らない色の色々』（KKベストセラーズ、一九八八年）より

色に近い色の趣味から、四十代以降になるとおとなしめの「青」や「緑」系統の色が増えていった気がする。

病院では、白のワイシャツ（もしくは、薄い色のカラーシャツ）にネクタイを締めて、その上に白衣を着ることになる。白っぽい背景で、原色に近い色のネクタイをすると、どうしてもネクタイだけが浮き上がって、いかにも「ネクタイをしている感」が強く出てしまう。それが結果的には自分の未熟さを投影させることになる。

医師になって三年目、当直明けで外来に出たある日のこと。産科にしては予後の厳しい症例で、これからの管理方針を本人と主人に説明しなければならなかった。少し派手目のネクタイしか病院に置いていなかったので、それを締めて外来に向かった。自分よりかなり年上のベテランスタッフの女性が「先生、ちょっとそのネクタイ、派手過ぎませんかね？」と、言ってくれた。日頃から、患者さんとのコミュニケーションを大切にしておられる彼女ならではのアドバイスだったので素直に従えた。私は急いで手術着に着替え、その上に白衣をひっかけて、その場に臨んだ。昨今の医療ドラマでよく見かけるシーンである。すでに書いたように「外来診察はネクタイが基本」と教えられていた私にとっては例外的なその格好も、緊急性と重大性故の行動だった。

同世代女性の体験談である。

＊＊＊

私もアメリカで手術を受けて入院している時、深夜、担当医が手術着姿で病室を訪ねてくれて感動したことがあります。わずか数分でしたが、気分はどう？ 痛くない？ 等と声がけしてくれたレバノン人の医師に、こんな遅い時間にしかも手術着のままかけつけてくれて、なんと患者思いの先生なんだって。その後、届いた請求書に「Night visit $50（夜間回診代、五〇ドル」と、見事なオチがついていましたけど。

＊＊＊

常勤ではなくなった分、ネクタイをする機会も減ってきたが、これだけの本数があれば、毎日違うネクタイで一年間を過ごすことができる……。

◆四大トラッドスーツとの出会い

思い起こしてみれば、初めてスーツに手を通したのは大学の入学式ではなかったか？

スーツにまつわる自分史を振り返ってみる。

己の寸胴な体型から、からだのシルエットが強調されているヨーロッパ調よりも、ストレートラインに主眼が置かれているトラッドファッションを好んで着てきた。そのファッションは、歳を取るにつれて「ＶＡＮ」～「Kent」～「ＪＰｒｅｓｓ」～「Brooks Brothers」へ変わっていくと、服装に詳しい同級生から教えられてきた。私の場合、七十年代に「ＶＡＮ」、八十

1970年代
VAN
1980年代
J. Press
1980年代
Brooks
Brothers
2000年代
Kent

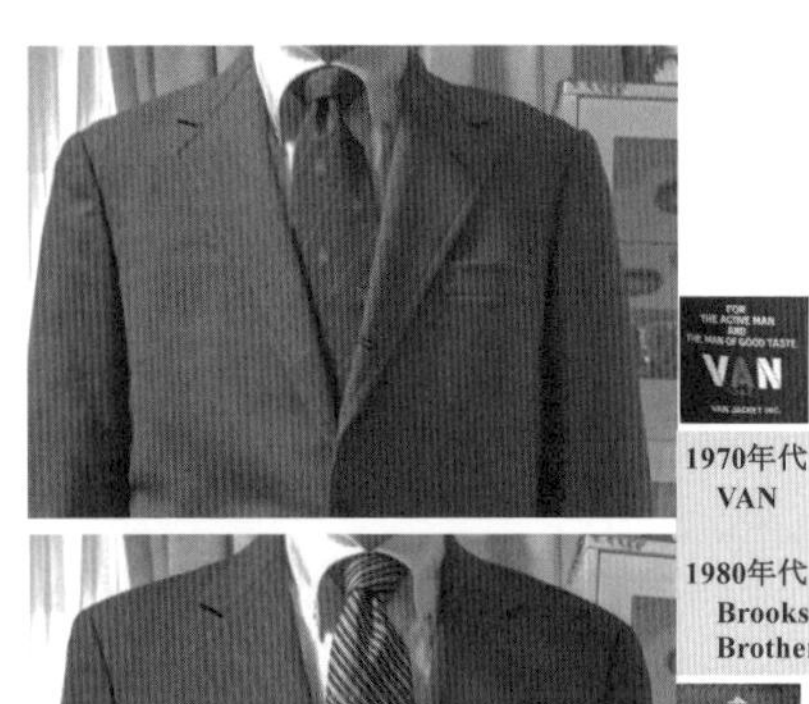

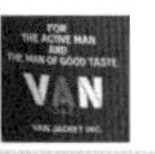

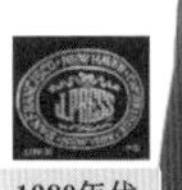

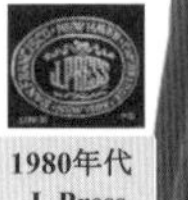

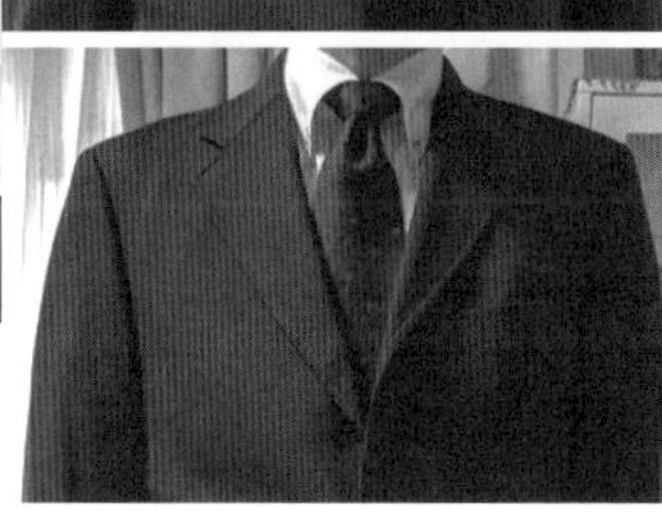

トラッドスーツの変遷

年代に「JPress」、九十年代に「Brooks Brothers」、そして二〇〇〇年代に「Kent」と移っていった。

VAN[*3]は、トラッドファッションの原点である。これがなければ、日本に「トラッド」という文化は根付かなかっただろう。

残念ながら、VANの全盛期が六十年代だったので自分が高校を卒業する七十年代頃には、なかなか手にする機会がなかった。大学生になって、幸運にもVANグッズに遭遇することができたのは、一九七五年（昭和五十年）七月に開店したばかりのダイエーショッピングプラザで催されていたバーゲンセールのお陰である。今でも私の手元には、キャメル色のステンカラーコート、紺のコールテンジャケット、薄茶でグレンチェックのスーツが残っている。全てをバイト代で購入できたので、それほど高くはなかったと思うが、今となってはプライスレスである。

＊3　VANは一九五四年に登場し、日本にアメリカン・トラディショナル・スタイルを浸透させたが、残念ながら一九七八年に倒産した。

といっても、当時の学生時代にスーツを着る機会は多くなく、大学卒業時の謝恩会など数回のみだった。社会人になってもタンスの奥にしまったままだったが、数十年ぶりに思い切って袖を通したところ、何とか着ることができた。それを着て、卒後三十年目の同窓会に出席したところ、久しぶりに会った同級生達も皆一様に驚いた。

「VAN」を扱っている店が鹿児島になかったこともあり、大学を卒業する頃には、市内に取扱店があった「J Press」[*4]の商品を好んで買い求めるようになった。

冠婚葬祭にも兼用できる無地のチャコールグレーの三つ揃いスーツを、一九八五年（昭和六十年）にようやく買うことができた。職場の同僚や先輩・後輩の結婚式が行われる時期と重なったので、このスーツは重宝したものである。中堅どころの医師になって、仕事量は大幅に増えた。それと反比例して身体を動かす機会が減ったせいか、お腹周りが増えていった。何とか体型を維持しようと努力したが、さすがにベストがきつくなってしまった。

アメリカン・トラディショナル・スタイルの代表ブランドと位置付けられている「Brooks Brothers」[*5]の創立百周年を記念して一九一八年に「ナンバー・ワン・サック・スーツ」が発売された。このスーツをいつかは着てみたいと思っていた。

一九七九年（昭和五十四年）に東京青山へ初進出したようだが、知らずじまいで時が経ってしまった。ある時、東京に住む友人からこの店の情報を得ることができ、ようやく手にすることができたのは、一九九五年（平成七年）であった。医師になって十五年目を迎えていた頃である。

---

*4「J Press」は一九〇二年にアメリカのニューヘブンで創業（創業者はジャコビー・プレス）され、日本では一九七四年から購入できるようになった。

*5「Brooks Brothers」は一八一八年の創業である。「サック・スーツ」とは、箱型背広あるいは寸胴型背広を指し、英国では「ラウンジ・スーツ」と呼ばれている。創立百周年を記念して一九一八年に「ナンバー・ワン・サック・スーツ」が発売された。シングル、三つボタン段返り、ナチュラルショルダー、ボックスシルエットの背広で、ジョン・F・ケネディやオバマといった歴代の大統領も愛用した。

注3～6は鳥海忠『ホンモノ探し――人生が豊かになる小道具』（光文社文庫、一九九五年）より

実地臨床にも自信が持て始め、自分の所属する専門学会が主催する学術集会での発表も一般演題から、一つ上のランクとされるワークショップやシンポジウムでの発表を目指すようになった時期と一致する。同時に、各地で開催される講演会に演者として声をかけられるようになってきた。そのような場での発表は、臨床医にとって晴れ舞台でもある。トラッド派の最高峰と思っているこのスーツに袖を通し、「正装」の意識で登壇した。

発売以降型が変わっていないことも特徴で、着古されて肘や膝の部分が擦れてきても、同じ型番があるのでいつでも交換できる優れものである。

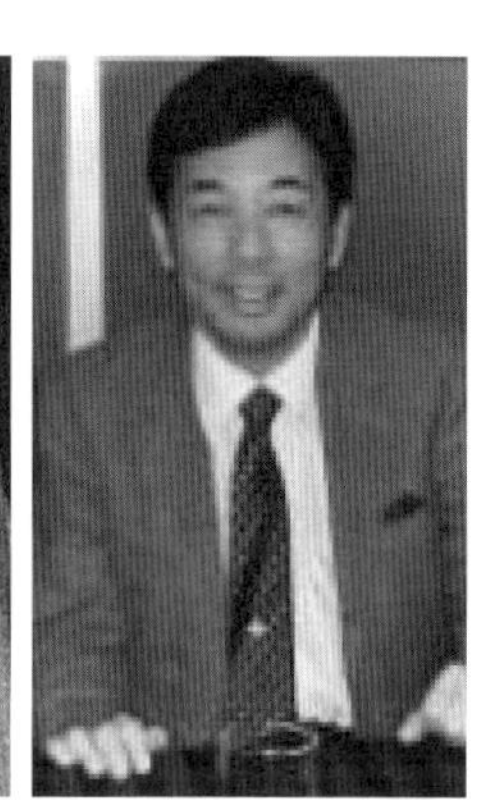

同一スーツの筆者。左：1980年と、右：2010年

「VAN」から派生した「Kent」[*6]は、自分が医者になった頃には、鹿児島で扱っている店がなかったこともあり、このブランドを素通りしてしまった。二〇〇五年（平成十七年）の夏、一家で北海道旅行をした時のことである。札幌には大きな地下街があり、家内と娘に付き添って、ウィンドウ・ショッピングをしていた途中で、「Kent」の文字が目に止まった。三十年近く、ずっと頭の片隅にあったスーツが目の前にある！　思わず買ってしまったが、普段の旅行中に衣類を買うことはまずなく生涯ただ一度の経験となった。オリジナルではなく復刻版であることが残念であるが、致し方ないか。

＊6 「VAN」から派生した「Kent（一九六三年〜）」は、健康的で明るいアメリカのキャンパスルックである「VAN」に対し、英国的なトラディショナルルックを基に本格的な紳士服を目指した。「VANを卒業したら、Kentを着ましょう！」のキャッチフレーズ通り、キャンパスルックを卒業した若者を対象にした。

トラッド派の伝説的なスーツとの関わりを書いてきた。

いずれもシンプルな型なので、「没個性」と言われればそれまでだが、飽きがこないのが、長い時を隔てても着ることができる最大の特徴である。「断捨離」の時代にあっても、永く永く残っていく愛すべきスーツ達である。

◆「男」と「女」の違い

これらの二編を、これまで私のエッセイをよく読んでくれて、心地よい感想を書いてくれる同世代の女性数名に送ったところ、こちらが予想しているような反応を示されなかった。そこで、思い切って、知り合いの元ファッションモデルRさんにも送ってみた。

「反応が薄かった背景に、男性と女性の違いを感じました。男性は料理でも服でも何でも拘ると、自分の世界に入って質を追求するのに対し、女性は周りを気にする傾向にありますね」

以下、彼女の返信を続ける。

＊＊＊

モデルの業界では、周りとは違う一目置かれるような服装に心がけました。一般の職場では、上下関係のために着たい服が着れませんでした（先輩の方は着たい服を思う存分楽しんで着ておられました）、逆に、学生のリクルート活動では派手にならないようなダサいくらいの地味な服の指導を受け入れました――つまり、それだけ周りを気にするということですね。

だから、女性と違って、男性の方の服装にまつわる人間ドラマは少ないかもしれませんね。

＊＊＊

最後に、こう添えられていた。

「自分が大人になって、おしゃれには無頓着であった父のスーツを見たら、なかなか良いスーツを着ていてかなり驚きました。親がおしゃれだと子は嬉しいものです」

我が娘もそう思っていると、信じたい。

Period
2
2021

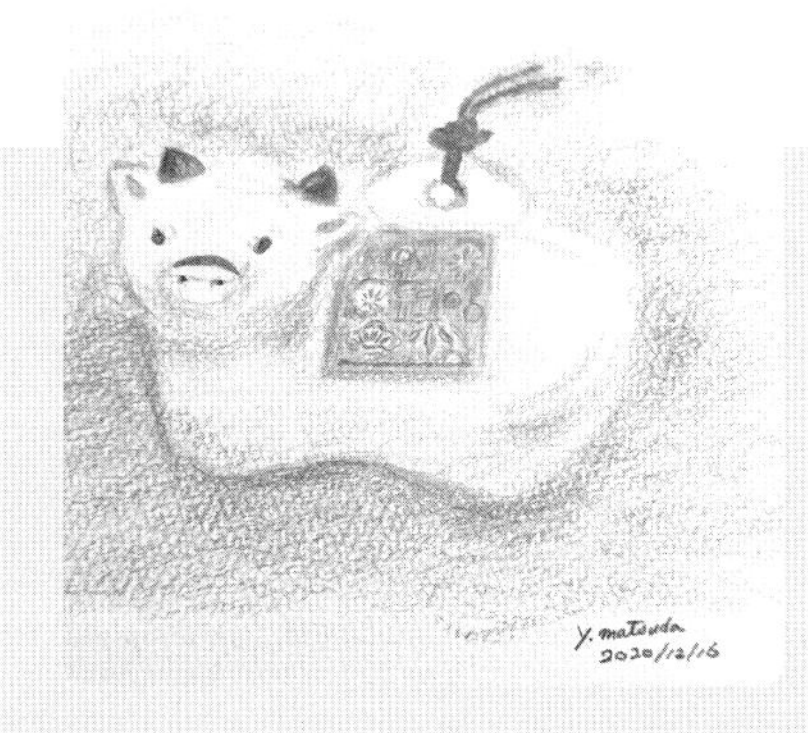

【日本の主な出来事】

- 新型コロナワクチン開始(2月17日)
- 松山英樹　ゴルフのマスターズ優勝(4月11日)
- 熱海の土石流死者行方不明27人(7月3日)
- 東京五輪、原則無観客開催決定(7月8日)
- 新型コロナ、変異株が猛威(7月14日)
- 東京五輪　史上最多58メダル(8月8日)
- 自民党総裁に岸田文雄、首相に就任(9月29日)
- 真子さま結婚(10月26日)
- 将棋の藤井聡太　最年少四冠(11月13日)
- 大谷翔平　メジャーMVP(11月18日)

【世界の主な出来事】

- トランプ支持者、議事堂占拠(1月5日)
- バイデン大統領誕生(1月20日)
- ミャンマーで国軍がクーデター(2月1日)
- 日本のコンテナ、スエズ運河で座礁(3月23日)
- 世界の感染者が2億人越える(8月4日)
- アフガニスタンでタリバンが首都制圧(8月15日)
- 中国恒大が経営危機(9月1日)
- 北朝鮮、相次ぐミサイル発射(9月11日)
- コロナ飲み薬使用申請(10月11日)
- オミクロン変異株、世界で拡大(11月26日)

Episode 2-1

大寒の都心にハイビスカスの花開く！（二〇二一年一月）

年の瀬も押し迫った冬至過ぎに、四十代前半の後輩医師から「病気が見つかったので、これから手術します」との緊急メッセージが入った。

その後ずっと気になっていたので、思い切って連絡をしたのが、年が明けた一月十九日。

実はその一週間前から、自宅のリビングルームに置いてあるハイビスカスの木にちょっとした異変が起こっていた。小さな蕾が見えたのである（写真右）。元はと言えば、今から四年前に、家内が知人から双葉を貰ったのが始まりである。水をやり、枝の手入れや鉢替えなどを欠かさなかったためか、いつの間にか天井に届くまで丈が伸びていった。（写真中央）ところが、毎年花を咲かせる気配がないので、今回も特に気には留めていなかった。蕾が日に日に大きくなっていく。そして、一月二十日の朝から一気に開花のスピードが速まり、十時過ぎには満開となった。（写真左）

この木が持つ生命力を目の当たりにし、しかも、時期外れという驚きも重なったので、早速、次のようなＬＩＮＥを写真付きで全国の知り合いに送ることにした。

知り合いから貰ったハイビスカスの種から双葉が出て、四年間でここまで大きくなり、今

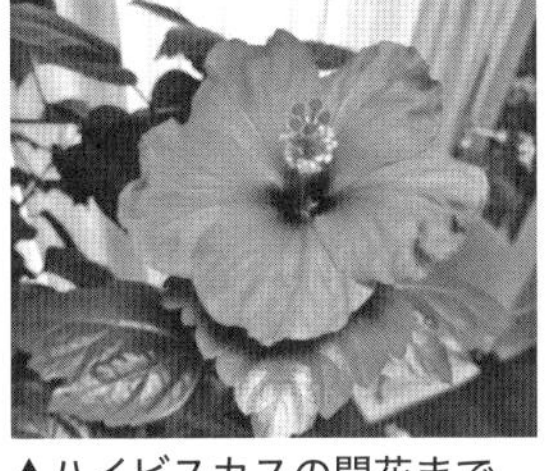

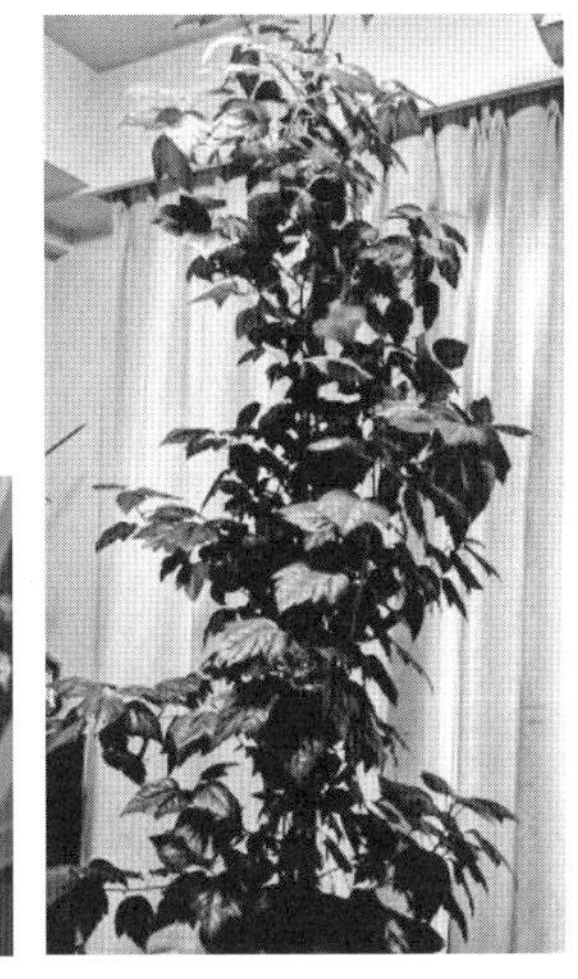

▲ハイビスカスの開花まで

日初めて、花を咲かせました！

ほんの一週間前に蕾を見つけてからあっという間の開花でした。

私は何もしていません（笑）

生命力の強さ、逞しさこそ、今私達に求められているのではないかと思っています。

早速、その後輩から電話がかかってきた。

「昨日、無事退院しました」と、それ程暗くはない声だったのでちょっとは安心した。

「それはよかった。とにかく焦らず、でも立ち止まることなく、一歩一歩、前に進んでいきなさい」とアドバイスした。

昨年の緊急事態宣言期間中には、少しでも人々の気持ちを和らげようと、動物との触れ合いや心に響く歌声・演奏など色々な動画がLINEやメールで回ってきた。自分も、医学情報も含めて興味を引くであろうと思ったものは、発信するようにしていた。これまでの経験では、返事が返ってくるのが大体三割程度であったが、今回は最初に送った十数名全員から直ちに返信があった。

ならば、もっと送ってみようという気になり、結局百五十名程度に一斉送信をした。すると、瑞々しくて艶のある緑鮮やかな葉っぱと大輪の赤い花や、天井に届く木に可愛らしい蕾を称賛する文字、文字、文字……結局、「四年の長い年月を経て、冬の時期に花を咲かせたハイビスカスの愛おしい生命力」を讃える返信が八割以上というびっくりするくらいのＬＩＮＥでのやり取りとなった。

「コロナ禍の中で、地域によっては大雪も降ったりして色々な暗いニュースが多いのですが、活き活きとした紅い綺麗なお花の写真をみて、自分も頑張ろう！　と元気をもらいました」——「大寒の日」に、閉塞感を打ち破るタイムリーな内容となったのは間違いないようである。

示唆に富む返信もある～

・「森羅万象から貰うエネルギー。自然から教えてもらうことは沢山ありますね」

・「日差しや水やり。やっぱり丹精の賜物です。植物は裏切らない。植物もそっと力を貸すと応えてくれるものです」

・「花を咲かせるまで四年ですか。ハイビスカスもジッとその時の準備をしているのですね。生命力は想像以上に備わっている」

・「ハイビスカスの生命力が凄いですね。（研修医である）自分の立場に置き換えると、花を咲かせるのに長い年月が必要なのも下積みが大事ということ」

・「こんな風に強く、凛として生きられれば最高です」
・「種から育ったなんて、まるで胎芽から胎児、新生児…のよう」
・「背も伸び伸びと元気があって…子どもみたい」
・「なんとなく、子育てにも通じるものがあるように感じました」
・「嬉しいですね。コロナ禍の中、癒されます。温かい気持ちになり、なんだか幸せを感じます」 ～といった微笑ましい返信もあった。

さらに嬉しい返信が続く…。

〝赤のハイビスカスの花言葉は「勇敢」みたいなので、立ち止まっても踏みとどまらず、前進できるように頑張りたいと思います〟

医療関係者を始めとして厳しい暮らしを余儀なくされている多くの方々に「勇敢であれ！」という前向きなエールとなったのが、ことのほか嬉しい。
花は花なりに勇敢で、大寒の日に、南国の花が開花した！
ハイビスカスからの「負けてはだめよ！」という強いメッセージかもしれない。

Episode 2-2

わが故郷へのエール（一）〜「故郷に帰り、故郷を想う」〜（二〇二一年二月）

◆故　郷

〽うさぎ追いしかの山
こぶな釣りしかの川…

このような日本の原風景がまだ辛うじて残っていた昭和三十年代前半が、私の記憶の原点である。

近所に住む仲の良い友達と小高い山を駆け回り、近くの小川でメダカをすくうのを競いあう小学校時代が過ぎ、中学、高校と学年が進むにつれ、目の前にある線路を見ながら、遥かな旅路を夢見るようになっていった。

当時の徳山市（現周南市）は人口十万人程度であったが、隣町に住む少年の目には「大都会」と映っていた。オリンピックを契機として日本全体がまっしぐらに突っ走っていた時期であり、旧海軍徳山燃料廠を抱えた軍都から、石油化学コンビナートを中核とした工業都市へと変貌しつつあった。今、話題のアニメ「えんとつ町のプペル」の舞台となった町といえば、少しは分かってもらえるだろうか。
明かりに照らされたコンビナートを見るたび、「四大石油化学コンビナートの一つ[*1]」という実感が沸き、「故郷」は輝いていると感じたものだ。

◆帰　郷

医学部を志望していたが、福岡で浪人生活を送ることになった。親元を離れて初めての一人暮らしである。それまで、日記というものを一度も書いたことがなかったが、この一年は貴重な「一年」になると思ったのであろう。寝る前に色々なことを書き綴った。ある日の日記は次のような文章で始まっている。当時、心酔していた吉田拓郎が歌う「祭りのあと」からの抜粋である。

〽人を怨むも恥ずかしく
人をほめるも恥ずかしく
なんのために憎むのか
なんの怨みで憎むのか…
（作詞／岡本おさみ　作曲／吉田拓郎）

休講の僅かな合間を縫って故郷に帰ったものの、自分の心の隙間を埋めてくれる友は居らず、

＊1　昭和四十年代は、京浜、四日市、阪神、周南と教わった。今では十二大工場夜景（室蘭市、千葉市、市原市、川崎市、富士市、四日市市、東海市、尼崎市、周南市、北九州市、堺市、高石市）の一つである。写真は令和2年、S氏提供。

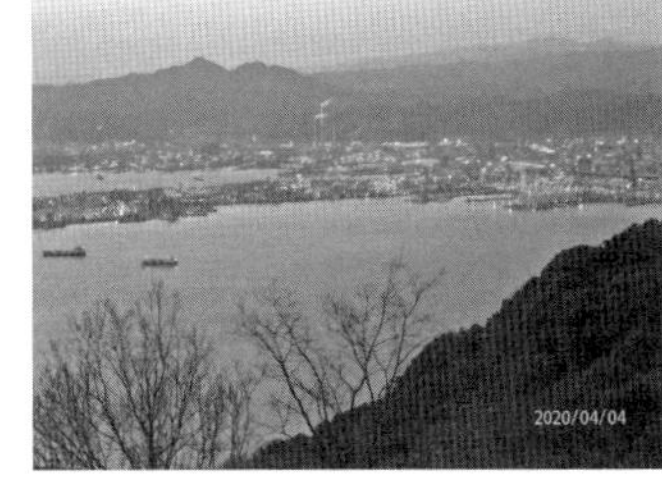

むなしく福岡に舞い戻った時に書いた日記の一部である。

「浪人生」という不安定な状況は、見知らぬ土地での孤独感を一層増幅させる。「故郷」がもつ温かさを期待していたのだろうが、そうではなかった。自分の気持ちを癒してくれなかったので、「故郷は優しくない」と勝手に思い込んでいたのだ。

これが私の故里だ　さやかに風も吹いている
心置なく泣かれよと　年増婦の低い声もする
ああ　おまえはなにをして来たのだと……
吹き来る風が私に云う

神保光太郎編『中原中也詩集〈愛蔵版〉』（白鳳社、一九六九年）より

山口県が誇る詩人中原中也の「帰郷」からの一節であるが、今から思えば、当時はこの心境にぴったりだったのである。

＊＊＊

時は流れ、三十代になると臨床に追われる日々が続くようになった。それでも、盆暮れにはできるだけ都合をつけて帰郷するようにした。帰省の手段はもっぱら車であり、車窓から見る景色は、子供の頃に慣れ親しんだ山河に人工物が混ざったものへと変貌していった。大人になって目

の高さが変わった分、子供目線で記憶されていた景色が近くに見えたからかもしれない。

そして、四十を過ぎた頃から、お盆時期を中心に帰省するようになった。梅雨が明ける頃から自分の気持ちが次第に昂揚してくるのが分かった。「故郷に帰ること」は、自分にとっては大きなイベントになっていた。

さらに、二十一世紀を迎えた頃から、帰省の手段を車から新幹線に変えたので、故郷への入り口は徳山駅[*2]となった。山陽新幹線の開通当時は、まるで人口三十万以上の街が控えているような印象を与えていた瀟洒な駅ビルも、商店街の衰退と主に寂しくなっていったが、最盛期の駅ビルの思い出はいつまでも記憶に残っている。青春時代のほろ苦い思い出と共に……。

数日間の滞在を終えると、新幹線の発車時刻よりもかなり前に駅に着くことにしている。プラットフォームから市街地を眺め、今度は体を反転させて、工場が連なる瀬戸内海の周防灘を眺めてみる——。

故郷を離れて既に半世紀になろうとしているが、「故郷」は決まって温かく迎えてくれる。有難いことだ。

◆望　郷

一年浪人して医学部受験を終えて自宅に帰っていた時のことである。

「もしもの時には、あと一年だけ浪人させてくれないか?」と父に聞いたら、ただ「がんばれ」との返答があっただけだった。それでも十分嬉しかったが、その数時間後に合格電報が届いた。

---

*2　一九六九年（昭和四十四年）の操業開始当時、山陽本線では広島駅に次いで完成したモダンな駅ビルだったそうである。

庭木の手入れをしている父の背中に向かって「合格したよ！」と伝えると、満面の笑みをたたえて振り返った姿が、ついこの前のことのように思い出される。

その父は八十六歳で亡くなった。その時、私は五十一歳で、公私にわたって責任ある立場で社会貢献ができる年齢になっていた。これまで陰になり日向になって自分を大きくしてくれた恩返しを、これからもっとできると思っていたのだが、それが叶わず残念でならない。

早いものでこの二月に十七回忌の節目を迎えるが、コロナ禍真っ只中の現状では帰るに帰れない。いつでも帰ることができた故郷が遠くなっている。それゆえ一層、望郷の念にかられる。

普段の生活では、故郷を意識することはめったにないが、これまで、夢に破れた時、明日を照らす灯りが欲しい時、信じる事をまた始める時には、自分の中で「故郷」の存在が大きくなっていた。それはとりもなおさず、親兄弟との絆を確かめることではなかったか……。

〽如何にいます父母　恙無しや友がき
　夢は今も巡りて　忘れ難き故郷

ＥｘｉｌｅのＡＴＳＵＳＨＩが歌う「故郷」[*3]が心に沁みる。実にいい。コロナ禍が収束したら、いつか、皆と一緒に歌いたいものだ。

＊3 作詞は、文部省唱歌として有名な「春の小川」や「もみじ」などに限らず、百校以上の校歌を作詞している高野辰之で、嬉しいことにわが母校の校歌も彼の作詞による。

普段はクールで、あまりコメントをしない高校の同級生S君が、真っ先に返信をくれた。

＊＊＊
＊＊＊

故郷をしのぶエッセイ拝受・拝読いたしました。一番心に響いたのは

休講のわずかな合間を縫って故郷に帰ったものの、自分の心の隙間を埋めてくれる友は居らず、むなしく福岡に舞い戻った時に書いた日記

というくだりでした。先の見えない浪人時代という苦しく辛い境遇は心の隙間を生む、という感覚には共感できますし、その隙間を埋めてくれるものがあるとすればそれは友だ、というのもまったく同感です。

故郷とは、友をはじめとして親・兄弟、果ては近所のおじさんおばさんまで、ともかく人、つながりのある人がいる場所だろうと思います。

どんなに美しい自然があろうとそこに住んでいる人の営み歴史が伴わなければ、何の感慨も引き起こされることはないだろうと思います。

藤原正彦がエッセイで、海外の手つかずの自然は日本のそこいらの自然に比べればずっと美しいけれども、そこには歴史が何もないため心に訴えてくるものがない、といっていたのを思い出します。

人こそ故郷の核心だと思いいたると、親の世代から次第に我々の同世代の訃報がちらほら届き

だすことの重みがいや増してきます。
そんな感覚を改めて思い起こさせてくれる下りでした。ありがとう。

Episode 2-3

わが故郷へのエール（二）：アピールをどうする？（二〇二一年三月）

（一）何で知られていないのかなぁー!?

テレビでは、クイズ番組花盛りである。わが地元、山口県の知名度はどの程度あるのだろうか。

◆山口県は？

二度目の緊急事態宣言解除の見通しがようやくたった三月のある日、地元山口に住む高校の同級生からＬＩＮＥが来た。

＊＊＊

〜本日ちょっとびっくりしました。バラエティー要素の強いクイズ番組（小学五年生のレベルでわかる問題を芸能人が、時には彼らの助けを借りて解答する番組）ですが、「新幹線の停車駅が無い県」というクイズで「山形県」、「山梨県」、「山口県」の三択なのに解答者がかなり悩んだ末に「山口県」と答えていました〜ブブーですよね。山口県には五つの駅があり、「のぞみ」の停車駅も二駅あるということにエェっていう反応でした〜まだまだ世間では認識不足かなぁ（笑）

＊＊＊

残念ながら、その通り！

一九七五年（昭和五十年）三月十日の山陽新幹線全線開通時は、「新幹線が新岩国駅、徳山駅、小郡（現、新山口）駅、新下関駅と四つの駅に停まる」ことで山口県民としては、自慢の種だったが、よく考えてみれば、半世紀近くも前のことである。そういえば、別の違う番組でも、「徳山駅」は「のぞみ」が停車する駅で知名度が低い駅の一つに挙げられていた。

山口県はこれまで幾度となく歴史の表舞台に立ってきた。日本の命運を決めた三大ビックイベントに関与している唯一の県である〜源平合戦最後の決戦地である壇ノ浦、関ケ原の合戦では毛利藩は西軍の有力大名、そして言わずと知れた明治維新胎動の地〜にもかかわらず、全国知名度ランキング２０２０では三十二位と位置づけされている。やはり微妙な位置である。

◆周南市は？

ＪＡＦの月刊誌（二〇二一年（令和三年）二、三月号）に山口市と防府市が特集されていた。また、人気女優の新垣結衣さんが宮島と錦帯橋を旅する企画もネットで話題となっていた。元人気プロレスラーの長州力（周南市出身！）がゲストの番組でも下関地区を中心に特集されていた。いずれも、周南地区は含まれておらず、本当に残念である。

某民放局の「出川哲郎の『充電させてもらえませんか？』」は、結構人気がある番組である。数年前の正月特番で、岩国市から柳井市、光市、下松市、周南市を経由し、周防灘をフェリーで大分県国東半島にある竹田津に渡って大分県に行くルートが特集された。周防大島の方々も含め、各地で番組スタッフへのもてなしがよかったので、郷土の良さを知ってもらえるいい機会と期待していたのだが、がっかりした。目当ての店はあいにく閉店、やっと見つけて入った店は取材拒否、そしてフェリー乗り場の男性職員のそっけない態度と続き、結局、フェリーの中で彼らはコンビニ弁当で食事をとる羽目に……これでは、話題となるはずがない。

東京には全国のアンテナショップが点在しているので、都内に居ながらふるさとの匂いを感じさせてくれる。東京日本橋にある「おいでませ山口館」で、「周南地域フェア」が開催されると聞いて、久しぶりに訪れてみた。ところが、文字通り柳井・周防大島までの周南地域を広く包含したフェアのためか、そこからの海産物の提供が多く、「周南市」からの商品が少なくて拍子抜けしてしまった。

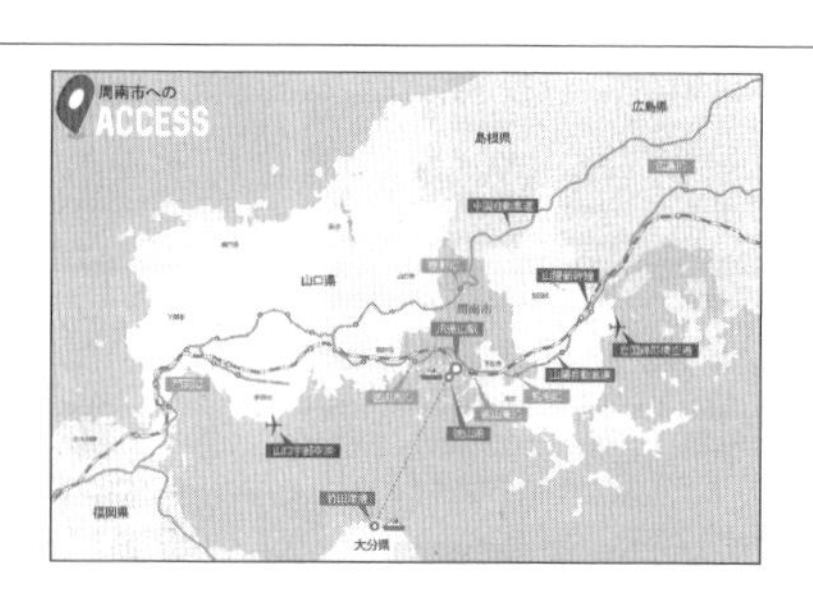

(二) それでは、どうする?

◆ 山口県は?

知名度アップに必要なのは、他とは違う「何か」をいかにアピールするかの戦略を考えることである。山口県を代表する銘菓「外郎(ういろう)」を例にとる。

＊＊＊

外郎は、蒸し菓子の一種である。米粉などの澱粉に砂糖と湯水を練り合わせ、型に注いで蒸籠で蒸し上げて作る和菓子で、見た目は羊羹と似ているが、もっちりとした食感で、甘さは比較的控えめである。穀粉には米粉(うるち米、もち米)、小麦粉、ワラビ粉などが、砂糖には白砂糖、黒砂糖などが用いられていて、江戸時代にはすでに日本各地に製法が広まり、製造販売が行われるようになったので、味、食感、見た目にはさまざまなものが存在する。世間的には名古屋の青柳総本家(一八七九年(明治十二年)創業)が日本一の販売量を誇っていることもあって、外郎の代名詞のような扱いをされているが、山口県人としては少し異論がある。

山口の外郎はワラビの粉に小豆餡、小麦粉、砂糖などを練り合わせて、蒸して作られているので、わらび餅を彷彿とさせるくせのないとろりとした食感にくどくない甘みが加わっている。食べたことがない方にはぜひ味わってほしいと思って、これまで多くの知人に紹介してきたが、概ね好評である。けれども、「これが、外郎の味?」と不思議がられるのも事実である。

逆に、山口の味に慣れ親しんできた自分にとって、初めて名古屋の外郎を口にした時、「これが、外郎？」と、あまりの食感の違いに衝撃を受けた。名古屋の外郎は、米粉を使っていて人工甘味料が加えられ人工着色がされたものもあり、さっくりとしたお団子のようである。

それでは、なぜ、「外郎」といえば名古屋なのか？一九六四年（昭和三十九年）に新幹線が開業した際に、「名古屋名物の『ういろう』」として車内ワゴンの販売が許可されたとある。また、フィルム充填製法を開発して包装技術を進化させることで、日持ちがするようにした、さらには有名なテレビCMの起用などが主な理由のようである。

山口の外郎をもっと知ってもらうための新たな戦略を考えてみると、これらのアイデアを逆手に取った手段も考えられる。他県と同じく真空パックが広く使われているが、山口にはプルプル度が抜群で味も格段に違う「生ういろう」がある。残念ながら、夏は二日、冬は三日しか日持ちがしないようである。お土産としては、ちょっと不向きであるが、この「生ういろう」を身近に楽しめる何かうまい販売方法がないものか？

＊＊＊

手許に、首都圏山口ネットワーク推進協議会による「山口県ゆかりのお店ガイドブック」第十版がある。こんなにも多くの店があるのかと思うくらい、色々な店が都内に点在している。毎年発行されているので、十年続いていることになる。故郷を離れた人間からの地道な情報発信が続いている成果といえる。時間に余裕ができたので、一軒ずつ訪れてみたいものだ。

かつては、西日本で日本酒がおいしい県といえば広島県と福岡県だった。その両県に挟まれてそれほど注目されていなかったが、実は知る人ぞ知る日本酒の産地である。清らかな水に恵まれ、優良な酒米が育つ豊かな自然に恵まれた山口のお酒は、「山口にはうまい酒がある」——のキャッチフレーズ通りである。都内の某ホテルで毎年開催される「山口地酒維新の会」は十年を一区切りに一旦中止となったが、是非復活してほしい。

また、嬉しいことに令和元年度全国新酒鑑評会で「周南三蔵」が同時入賞した。はつもみぢ「純米大吟醸 原田」、山縣本店「純米大吟醸 防長鶴」、そして中島屋酒造場「大吟醸 寿」は「周南三蔵 極みの一滴」として発売されている。全国の日本酒ファンの方々に是非味わってほしい三点セットである。

周南地区に住んでいる自分がまだ子供だった一九六〇年代の山口県内の観光地を思い出してみると、県の東部から西部にかけて、錦帯橋（岩国市）、徳山動物園（徳山市）、防府天満宮（防府市）、瑠璃光寺とサビエル記念聖堂（山口市）、秋吉台と秋芳洞（秋吉町）、常磐公園（宇部市）、古い城下町と松下村塾（萩市）、青海島（長門市）、下関水族館と関門トンネル（下関市）となる。

それが、二〇二一年の今はどうなっているのか？　もちろん、大人になって行動範囲が広がったこと、交通網の整備、お気に入り画像が自在に撮れるようになったことなどの時代背景の違いが前提での話である。「インスタ映えがする」ことが重要な要素であれば、角島と元之隅神社の新名所二つは外せないが、一九六〇年代の観光スポットがほぼ変わっていないことを、果たして、どう考えればいいのだろうか？

今年、関東地区の山口県人会ともいうべき「防長倶楽部」の理事に推挙された。この立場で何ができるのか、考えてみたい。

◆周南市は？

数年前に、当時の市長から「周南ふるさと大志」を委嘱された。（写真）「大使」ではなく「（大きな志の）大志」とネーミングしているところに洒落っ気を感じたものだ。全国各地で講演する立場にあったので、「周南」の知名度アップに力を貸してくれると思われたのだろう。

講演の冒頭は決まって、名刺をスライドにして、「私の出身は山口県の周南市です」と話し始めるのであるが、聴衆の反応はいま一つである。そこで、やや年配と思われる方々に向かって、「合併前の中心市である徳山市には、戦前、旧日本海軍徳山燃料廠を抱えた軍港があり、戦艦大和が沖縄を目指してここから出撃しました」と続ける。このイントロに反応される方が確認できる時には、気分良く講演を始めることができる。

かように、周南市の知名度は低い。合併がもたらす弊害の一つであろう。

既に書いたように、徳山市が最も輝いていた頃の一九六四年（昭和三十九年）、前回の東京オリンピックの時に十歳だった自分は、一九七三年（昭和四十八年）に故郷を離れた。学期末の休みの度に自宅に帰ることができた大学を卒業するとさらに故郷は遠くなり、今は年に数回実家で過ごすという「旅人」のような存在である。そのような立ち位置にいる人間が、新しくなった街のアピールを考えてみる。

瀬戸内海国立公園の島々に沈む夕日

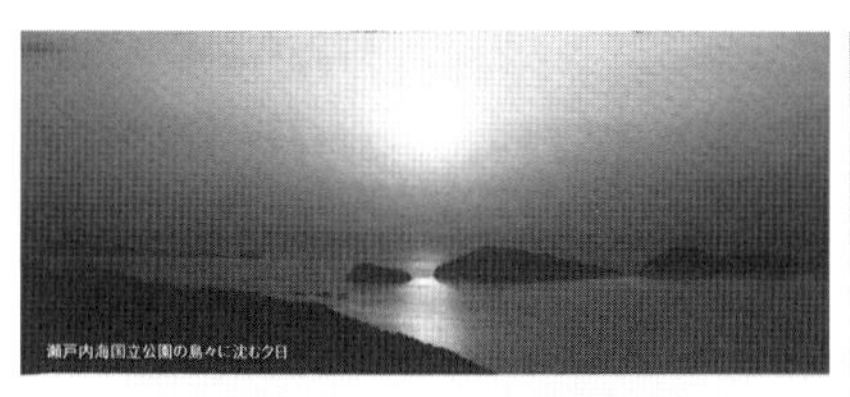

周南ふるさと大志　松田義雄
YOSHIO MATSUDA

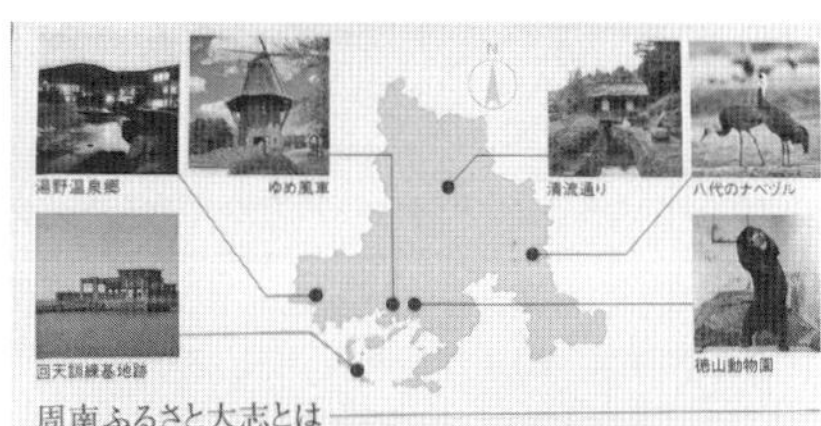

周南ふるさと大志とは
本市にゆかりがあり、全国に誇れる周南の実現にお力添えをくださる方です。

▲周南ふるさと大志の名刺　オモテ面　　　　ウラ面

故郷への入口・出口となる徳山駅[*4]は、一九六九年（昭和四十四年）の操業開始当時、山陽本線では広島駅に次いで完成したモダンな駅ビルだったそうである。中学生だった自分も集まった人の多さを目の当たりにしてびっくりした記憶が残っている（エピソード二―二参照）。瀟洒な駅ビルも、商店街の衰退と共に寂しくなっていき、半世紀も経てばさすがに古くなって、建て替えせざるを得なくなった。駅ビルが消え去るのは寂しいが、それ以上に、どんな施設ができるのかと期待していた。駅母屋と一体構造になっていた施設は解体され、駅の機能は橋上駅化されて、図書館を中核とする「賑わい交流施設」が二階部分で徳山駅南北自由通路と接続される構造になった。駅と直結する図書館を知人に紹介すると珍しがられる。これをもっとアピールすればどうか？

その駅から十分足らずで行ける「街なか動物園」が、今の「徳山動物園」のキャッチフレーズだそうだ。子供の頃は「西日本一の動物園」が自慢の種だったが、交通網が発達したため、駅からのアクセスがいい動物園ではそれほどセールスポイントにもならない。

何かないものかと思い巡らしていたら、童謡の「ぞうさん」を

1969.10.3
徳山民衆駅開業記念

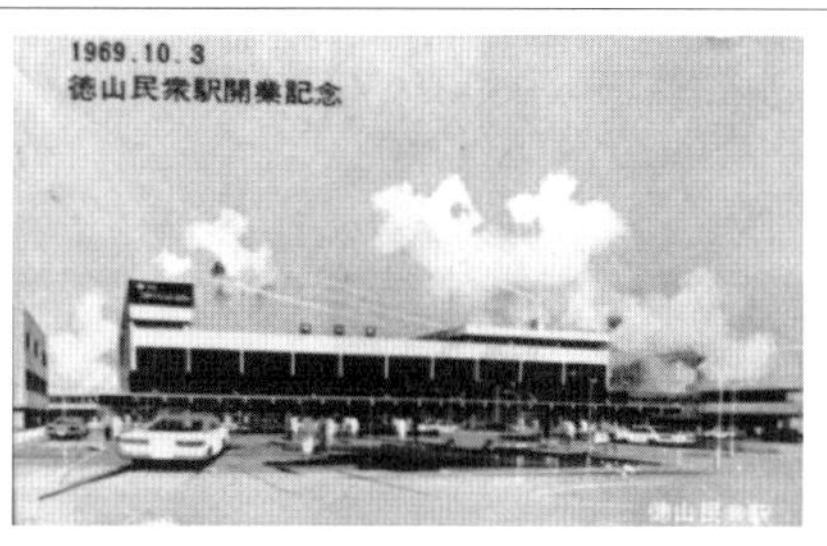

＊4　徳山民衆駅開業記念で配布されたカード（著者蔵）。

作詞されたまど・みちおさんが同郷の出身であることを思い出した。残念ながら、既に徳山駅のご当地駅メロディーとして「・年生になったら」と共に使われているとのことだ。やはり考えることは同じとつくづく思う。それならば、作者が同郷の「エヴァンゲリオン」を登場させる駅ビルと動物園の合体コラボはいかがなものか？

還暦過ぎの「旅人」感覚で、「久しぶりに帰ってみよう」と思わせる街作りで思いつくことを列挙してみる。

a．インスタ映えするコンビナート夜景：年々増えていって、今では十二大工場夜景の一つとか。少しインパクトが弱くなった感じがする？

b．旧山陽道の整備：徳山陣屋は日本三大陣屋の一つ、福川陣屋は篤姫の宿泊地

c．昔を偲ばせるモニュメント作り：賑やかだった昭和四十年代の懐かしい銀南街周辺の写真を埋め込んだモニュメント

d．「徳山ワルツ」を超える、故郷を思い出させてくれる唄

既に、市の担当者は思いつかれていることばかりかもしれないが……。

（三）故郷は遠くにありて…

故郷を離れて初めて見える景色、初めて知る事柄がある。タイムリーな情報発信を絶え間なく続けていくためには、地元からの最新情報に加え、故郷を離れている人間からの情報提供も重要

である。コロナ禍真っ只中の今は大変だろうが、それでもできることはある。

故郷に繋がっている人だけでなく、「山口県」や「周南市」が未知の人々にとっても、魅力的な街であり続けるには、様々な英知が必要不可欠なのは言うまでもない。それをどう結集していくかである。


前のような活気が戻ったらぶち嬉しいけど、このままじゃ、ちーとさびしいけえー、何とかせんにゃーいけんね。

みなで、もよおて考えてみようや!!（周南地区の方言で）

Episode 2-4

わが故郷へのエール（三）：「防長味自慢」（故郷の味、いま昔）（二〇二一年四月）

◆これらが、山口のお勧めグルメ？

「歩く」ことに関連するアプリをスマホに数種類入れている。その中の一つに、歩数に応じてポイントがたまる「四十七都道府県グルメ」というサービスがあり、各県お勧めのグルメが北の北海道から順に四つずつリストアップされている。東京都なら、「江戸前寿司」、「ちゃんこ鍋」、

「月島もんじゃ」に「柳川鍋」、大阪府なら、「たこ焼き」、「串カツ」、「きつねうどん」に「ちりとり鍋」といった具合である。いよいよ、山口県の番となった。「瓦そば」、「フグ料理」、「みかん鍋」に「岩国寿司」とある。山口関係者の皆さん、この四つのセレクションをいかがお考えだろうか？

・『瓦そば』は、西南戦争の時に、野戦の合間に瓦を使って野草や肉などを食べたという話を聞いて一九六一年に県西部にある川棚温泉の旅館の主人が考案した」と「豊浦町観光協会」にある。周南地区に住んでいだ自分にとっては、小さい頃は全く無縁の料理であり、初めて食べたのは二〇〇〇年前後ではなかったか？

・「フグ料理」は、縄文時代から食されていたようだが、一般的に食べられるようになったのは、明治になって初代の総理大臣である伊藤博文が下関の春帆楼でフグを食し、「ふぐ食」が解禁された。山口県で「フグ料理」ではなく「ふく料理」と呼ぶのは諸説あるが、「福」に繋がっているという説の方が似つかわしい。忘れてならないのは、フグ漁の伝統的な「延縄漁」は周南市粭島での漁がルーツであることである。「周南市」は実はふく料理が安くておいしく食べられる街なのに、全国的にはあまり知られていないのが悔しい。かつて、医学生と雑談した時、広島市出身の女子学生が「ふく料理を食べるために、両親とよく周南市に行きます」と言ってくれた時には嬉しかった。

・「みかん鍋」は、二〇〇六年（平成十八年）十月十五日に周防大島で行われたイベント『周防大島まるかじり』の呼び物として、地元の周防大島町観光協会と農業協同組合の合同事業で誕生した――と「周防大島町観光協会」に紹介されている。周防大島は温暖な気候からウンシュウミカンの栽培が盛んであり、みかんと地魚を組み合わせた料理として「ミカンを使った鍋料理」の企画が持ち上がり、試行錯誤の末に「焼いたみかんを鍋に入れる」アイデアが生み出されたものである。みかん鍋の定義として以下の四項目を掲げている。

（一）体に優しい橘皮が香る「鍋奉行御用達」の焼きみかん。小ぶりのみかんを丸のままオーブンで焼き、皮をむかずにそのまま鍋に用いる。周防大島産の鍋用のみかんは「鍋奉行御用達」の焼印が押してあるのが特徴。

（二）爽やかな柑橘の香りを練り込んだ地魚のつみれ。

（三）薬味としてピリリと辛いみかん胡椒。「みかん胡椒」とは青唐辛子とみかんの皮を練り合わせたもので、いわゆる柚子胡椒の変種である。

（四）お鍋の最後はふわふわメレンゲによるみかん雑炊。

これらの定義以外の部分は自由に調理してよく、店ごとに味わいが異なるという。残念ながら、正式な「みかん鍋」はまだ食したことがないので、コメントのしようがない……。

・「岩国寿司」は、岩国藩初代藩主の吉川(きっかわ)広家が合戦に備えて作らせた保存食が町民にも広がったという説がある。今から約三百八十年前、岩国藩で収穫された米と蓮根に野菜を配し、近海の魚の身を入れ、保存食にするため味付けを寿司にしたものである。保存食とした理由は、山城で水が確保できない岩国城においての合戦に備えるためであった。何層にも重ね一度に大量に作って一人前を切り分けて食べることから、岩国では人が集まるハレの日には欠かせない伝統料理とのこと。寿司自体が高価なので、子供の頃食べた記憶はないが、岡山の祭ずしと似たようなところがある。

その他、山口県には「萩のサザエ」、「長門の仙崎イカ」、「岩国錦川のアユ」など他県に誇れるおいしい食材がある。

◆山口の甘味処

私自身は日本酒を中心としたアルコール党であることを否定しないが、実は甘いものにも目がない。

生まれ育った小さな町に洋菓子屋さんがあった記憶はない。小さい頃のケーキといえば、「クリスマス・ケーキ」と相場は決まっていた。小学三年生の時、ちょっとした事がきっかけで、同級生の家を訪れた。都会的な雰囲気漂うお母さんから出されたイチゴのショートケーキは、田舎の少年にとっては実に衝撃的であり今でもその味をはっきりと覚えている――という訳で、懐かしいお菓子といえば、いきおい和菓子になる。郷土の懐かしい味を振り返ってみる。

①山口県

柳井の「三角餅」、下松の「カステラせんべい」、防府の「きんつば」、宇部の「利休まんじゅう」、山口の「舌鼓」に、萩の「夏みかん丸漬け」、そして下関には「亀の甲煎餅」があり、どれも思わず笑顔が出てくるお菓子である。

② 周南市

外郎については既に詳しく書いている（エピソード二―三参照）のでここでは割愛するが、「原要（はらよう）のういろう」は外せない。残念ながら閉店となってしまい、今ではその味を楽しめない。

周南地区に住んだことがある人間に、「思い出のお菓子は？」と聞けば、必ずといっていいほど「松下まんじゅう」と返ってくる。白餡がカステラ状のきつね色の生地に包まれた小さなまんじゅうであるが、実は同じ味がする名物が名前を変えて全国各地にある。秋田の「金萬」、鹿児島の「金生（きんせい）まんじゅう」である。ルーツは同じなのだろうが、それぞれの地域で都会のシンボルであったことは間違いない。ほんのりとした上品な甘さがどの土地の人間にも温かく迎えられた結果なのであろう。残念ながら、「松下まんじゅう」は惜しまれつつ消えていったが、秋田市や鹿児島市を訪れた際には、是非買って食べてほしい。子供の頃の懐かしい思い出がきっと蘇ってくるはずである。

周南市の新南陽駅前に「伊豆屋菓子舗」という菓子屋がある。この店の大判焼（今川焼）は今百三十円で売られているが、一個十円の時代から知っている。ここの代表的な和菓子「磯の友」は隠れた銘菓で、特にあおさの餡が絶妙である。このような餡を使った和菓子を、私は他に知らない。

◆子供の頃のわが家の味を覚えていますか？

普通のサラリーマン家庭に育ったので、豪華な食事の記憶はあまりない。時々やってくるハレの日のご馳走も、三人兄弟の末っ子だったためか、「満足」という気持ちに浸ることはあまりなかった。

それでも母親が作るわが家の味や当時の食材は、食卓を囲む懐かしい思い出と共に、記憶の片隅にいつまでも残っているものだ。次の四つを挙げてみたい。

・「まつたけの七輪焼」

今や庶民には手の届かない食材となった松茸であるが、小さい頃は親戚が「なば（タケノコ類の別名）」が採れる山間部に住んでいたので、十月末になるとよくわが家に持ってきてくれた。当時はその有難みを知るはずもなく、親に言われた通り、炭を入れた七輪に金網を置き、その上に醤油を少し垂らした松茸をのせて焼きあがるのを待つ。当時、アルミフォイルはなかったので、ちょっと油断すると焼き焦がすこともあったが、それを次兄と一緒に親に見つからないように急いでつまむ。稲刈りを終えた田圃全体が夕暮れに染まっていく風景とセットになった懐かしい思い出である。
「土瓶蒸し」や「松茸ご飯」もあるが、何といっても焼き松茸は「香り松茸」の特徴を一番引き出す調理法であることを、幸いにも小さい時に身をもって知りえた訳である。

・「葉わさびの醤油付け」

ワサビといえば、茎ワサビを使った「ワサビ漬け」が長野県安曇野や静岡県伊豆の名産としてよく知られている。酒粕につけられた「ワサビ漬け」は、その近くに行かれた人から必ずと言っていいほど頂く定番の土産である。ワサビは赤みの肉のちょっとした生臭さを消してくれるので、ピリッとした風味がお肉の旨味を引き立ててくれることから肉料理にも添えられるようになった。

一方、山口県の山間部も、新鮮な空気と清らかな水に恵まれているので上質なわさびが育つ。冬から春にかけて芽吹く小さなわさびの柔らかい若茎と葉っぱを摘み取って、さっと熱湯に通す。振った後から味を閉じ込めるために密封のガラス瓶に入れて、醤油やみりんを使って味付けをした「葉わさびのしょうゆ漬け」を、春になると叔父が持ってきてくれた。ご飯によく合うが、これに隠れた珍味「このわた」とシャキッとした食感の「白銀」かまぼこがあれば、酒の肴にもってこいであることを、大人になって知ることになる。

山口県周南市鹿野にある「わさび漬けの大田屋」が販売する「わさびしょうゆ漬け」は帰郷した時には必ず買って帰る定番の土産だったが、令和二年の年末に閉店という悲しい知らせが飛び込んできた。とても残念である。

・「塩クジラ」

赤肉塩漬けを七輪で焼くと、塩が浮き上がってくる。しょっぱさがかなり強いが、朝ごはんにはもってこいの食材であった。クジラの漁獲制限で今では貴重品となったベーコンも懐かしい。当時、単に「ベーコン」といえば鯨のベーコンを指していたように思う。これは、鯨の脂肪分の多い畝須(うねす)や皮須(かわす)などを塩水や燻液などに数日漬け、その後にゆでたものだそうだ。ベーコンの縁が赤いのは、食紅で着色してあるためであることは大人になって知った。ゴムのようなコリコリした食感も慣れてくると気にならないが、子供の頃はなかなか噛み切れなくて苦労した思い出がある。

・「さば茶漬け」

時たま、母親が作る「さば茶漬け」は今思い出してみると、子供には少しとっつきにくい料理だったかもしれない。焼き鯖ではなく刺身にしたさばを少し醤油につけて、それに生姜のすりおろしを加え、熱いお湯をかけて食べるものだった。かといって、福岡県の郷土料理として知られているゴマサバのように、しっかりとタレを漬け込んだものでもなかった。サバは鮮度が落ちると中(あた)ることがあるので、新鮮な刺身用のさばでしか作れない。大人になったある時、コース料理の締めの一品として「さば茶漬け」が出された。食べた瞬間、「おふくろの味に似ている！」と思ったが、それがどの地方で出されたものだったか、失念してしまった。

その他、少し硬めのもち米を使った甘さがやや控えめな「おはぎ」は、春分・秋分の時期には欠かせない贅沢なおやつだったし、子供には辛めだったカレーもしっかり覚えている。

これらは全て、決して楽ではない家計の中で母親がやりくりして作ってくれたものである。意外にも、今となってはどれも高級な食材・料理となった。幸いにして、これらの味は全て脳裏に刻み込まれている。実は、このことが親に感謝すべき大切な一つなのかもしれない。

Episode 2-5

私の昭和歌謡史：歌は世につれ、世は歌につれ（二〇二一年六月）

歌は世の成り行きにつれて変化し、世のありさまも歌の流行に影響される……

敗戦という大きな痛手から立ち直って復興が加速していった五〇年代を経て、時代は「高度経済成長時代」に突入していく。

自分にとっては、六〇年代（一九六〇～一九六九）が「小学一年から中学三年」に、七〇年代（一九七〇～一九七九）が「高校一年から大学六年」に、そして八〇年代（一九八〇～一九八九）が「医師になってからの十年間」というように、時代と自分自身の節目がうまい具合に一致しているので、昔を思い出すには好都合である。さらに一九八九年には「昭和」という時代の終焉を迎えた。六〇年代から八〇年代にわたる激動の三十年間の世相を振り返りながら、「私的、昭和の歌謡史」を綴ってみる。

◆憧れの六〇年代

戦後の復興には、多くの労働力が必要とされたので、若者の都会への集中を加速させた。都会に集まってきた若者は遠く離れた故郷への望郷の思いを募らせる一方で、田舎に住む若者の都会への憧れは次第に大きくなっていく。

時代はどう移っていったのか？ 一九六〇年（昭和三十五年）の安保闘争に始まり、一九六四年（昭和三十九年）には東京オリンピックが開催され、一九六九年（昭和四十四年）私が中学三年生の時には人類初の月面着陸成功のニュースに沸き立った……。

このような時代の流れを受けて、歌謡曲は「望郷ふるさと歌謡」[*5]から「都会派ムード歌謡」[*6]へと受け継がれる。

＊＊＊

六〇年代前半は、小学校の低学年だったのでさしたる記憶も残っていない。

一九六四年に開催された東京オリンピック前後から、ようやく「時代」と「流行り歌」が頭の中で繋がるようになった。オリンピック関連の歌として、三波春夫の「東京五輪音頭」（一九六三年）はあまりにも有名であるが、個人的には東京をテーマにした曲として坂本九が歌う「サヨナラ東京」（一九六四年）がなぜか記憶に残っていて、これが都会を意識する始まりだったかもしれない。

＊5 春日八郎「別れの一本杉」（一九五五年）、三橋美智也「哀愁列車」（一九五六年）、島倉千代子「東京だよ、おっかさん」（一九五七年）

＊6 石原裕次郎「銀座の恋の物語」（一九六一年）、和田弘とマヒナスターズ「ウナ・セラ・ディ東京」（一九六四年）、ロスプリモス「ラブユー東京」（一九六六年）

娯楽の主体は映画からテレビに移っていき、わが家にもようやくテレビがやってきて、年末のレコード大賞や紅白歌合戦が一家における関心事の一つとなった。橋幸夫、舟木一夫、西郷輝彦のいわゆる「御三家」に加山雄三、初期グループサウンズの代表であるザ・ワイルドワンズ、ザ・スパイダーズ、ジャッキー吉川とブルーコメッツのデビュー曲を中心に、年代順に並べてみると、以下のようになる。自分が小学校の高学年から中学校に入学する頃に相当する。

一九六〇年　橋　幸夫「潮来笠」
一九六一年　坂本　九「上を向いて歩こう」
一九六二年　橋幸夫・吉永小百合「いつでも夢を」
一九六三年　舟木一夫「高校三年生」
一九六四年　西郷輝彦「君だけを」
一九六五年　加山雄三「君といつまでも」
一九六六年　ザ・ワイルドワンズ「思い出の渚」、ザ・スパイダース「夕陽が泣いている」
一九六七年　ジャッキー吉川とブルー・コメッツ「ブルー・シャトウ」

小学校時代からの友人と昔の思い出話の流れで、小学校卒業式に続いて行われた謝恩会の話題になった。「同級生のM君が、ステージに上がって突然、城卓矢の「骨まで愛して」（一九六六年）を歌い始めたのを覚えている？」と尋ねたら、「もちろん！」と即答だった。小学生には不釣り合いな歌だったが、百万枚を超える数少ないミリオンセラーだったので、この歌がいかに流行っていたかを物語っている。

一九六八年カラーテレビはようやく一般化したものの、高価な電化製品の最たるものであり、メキシコシティーオリンピックの中継は、近所のお宅で見せてもらった記憶がある。

この年に発表されたいしだあゆみの「ブルー・ライト・ヨコハマ」が醸し出す夜の都会の華やかさが、中学二年の自分にとってはとても刺激的であった。同じ年に大ヒットとなったピンキーとキラーズの「恋の季節」も思い出に残る歌であり、今陽子の健康的な美もなぜか眩しく感じたものである。今から十年前、ある方の「還暦祝い」に顔を出したところ、彼女がいたのでびっくりした。思い切って写真を一緒に撮らせてもらった。あの当時から四十年以上経っていたが、さすが、きれいなお方！

もっとも、この時代を代表する西田佐知子「赤坂の夜は更けて」（一九六五年）や由紀さおり「夜明けのスキャット」（一九六九年）といった本格派の女性歌手の魅力が分かるのは、ずっと後になってからであるが……。

中学生の頃には、ザ・タイガースやザ・テンプターズを二大トップとしたグループサウンズのブームは頂点となり、このブームはいつまで続くのだろうと思っていたが、あっという間に、尻すぼみになっていった。

元祖シンガーソングライターといわれている荒木一郎がデビューしたのもこの頃である。「空に星があるように」（一九六六年）、「今夜は踊ろう」（一九六六年）とヒット曲を連発し、日本レコード大賞新人賞を受賞した。それほど知られていない歌手だったので、自分が四十代前後の頃、十歳年下の研修医とカラオケに行った時、彼が「いとしのマックス」(一九六七年)を歌ったのにはびっくりした。

また、同じ頃、「モダン・フォーク(カレッジ・フォーク)」なる新たなジャンルの歌が少しずつ広がってきた。「パフ」(ピーター・ポール&マリー)、「トライ・トゥ・リメンバー」(ブラザーズ・フォア)、「花はどこに行った」(ピート・シーガー)に代表されるアメリカのカレッジ・フォークの影響を受けた都内の大学生のグループから、「星に祈りを」(一九六六年)(ザ・ブロードサイド・フォー)、「この手のひらに愛を」(一九六六年)(ザ・サベージ)、「小さな日記」(一九六八年)(フォー・セインツ)といったグループが出てきた。

六〇年代の最後の歌として、「海の底でうたう唄」(モコ・ビーバー・オリーブ)が懐かしく思い出される。ハーブ・アルパートとザ・ティファナ・ブラスの『ビタースウィート・サンバ』で始まる深夜のラジオ放送オールナイトニッポンからヒットした曲であった。

◆青春真っ只中の七〇年代

一九七〇年(昭和四十五年)に高校生となった年に大阪万博が開催され、一九七二年(昭和四十七年)には沖縄が返還された。田中角栄が「今太閤」として一気に日本のトップに駆け上がった後、一九七六年(昭和五十一年)に政界を大きく揺るがした「ロッキード事件」が起こっている。後半になると、高度経済成長が一段落し、低経済成長へと移行する。山陽新幹線は開通したが、マイカーブームが到来し、鉄道離れが加速していった……。

六〇年代後半から若者の間で広まってきたフォークソングも、七〇年代に入るとプロテスタント的な色合いはだんだん薄まってきて、主語が「自分」や「私」の世界が中心となり、それに洒落たアレンジが加えられて、「ニューミュージック」へと変貌していった。

アイドル歌手に対する憧れはいつの時代も共通しているが、特に七〇年代は百花繚乱といえる時代であり、アイドル歌謡曲として位置づけられる「御三家」[＊7]は「新御三家」[＊8]へ、「三人娘」[＊9]は「新三人娘」[＊10]や「花の中三トリオ」[＊11]へ引き継がれていった。

「演説歌」が起源とされ、艶歌や怨歌といった当て字も使われていた演歌も、この時代になると「演歌」[＊12]に統一され、広く歌われるようになったが、歌詞の意味を深く知るにはまだ若すぎたようである。

＊＊＊

私の七〇年代は、高校一年から大学六年に相当するが、カセットテープレコーダーの思い出と共に始まる……。

①「ソニー」のカセットテープレコーダー

高二の春、それまで貯めてきた小遣いをはたいて、念願だった「ソニー」のラジオ付きカセッ

＊7 橋幸夫、舟木一夫、西郷輝彦（既述）

＊8 野口五郎「青いリンゴ」（一九七一年）、郷ひろみ「男の子女の子」（一九七二年）、西城秀樹「恋する季節」（一九七二年）

＊9 中尾ミエ「可愛いいベイビー」（一九六二年）、園まり「逢いたくて逢いたくて」（一九六六年）、伊東ゆかり「小指の思い出」（一九六七年）

＊10 小柳ルミ子「私の城下町」（一九七一年）、天地真理「水色の恋」（一九七一年）、南沙織「17才」（一九七一年）

＊11 森昌子「せんせい」（一九七二年）、桜田淳子「天使も夢みる」（一九七三年）、山口百恵「としごろ」（一九七三年）

＊12 水前寺清子「三百六十五歩のマーチ」（一九六八年）、藤圭子「圭子の夢は夜ひらく」（一九七〇年）、八代亜紀「舟歌」（一九七九年）

トテープレコーダーを買うことができた。歩きながら録音しても音がぶれないというアンチローリングメカ？なる機能が付いた当時の最新鋭機器だった。高校生にしては高価だったが、自宅の勉強部屋から、浪人時代の福岡のアパートを経て、テレビが部屋に置かれるまでの約十年間、いつも傍に置いてあったので、十分にお釣りがくる「宝物」となった。

学生の身分なので自由に使えるお金は限られており、しかもカセットテープそのものが安くはなかったので、120分録音用のテープにそれこそ好きな歌手の曲を何度も吹き込んだものである。曲の頭出し機能がなかったので、色々な曲が混じりあっている。英語の勉強も兼ねて、サイモンとガーファンクルを始めとする洋楽に凝っていた高校生当時が懐かしく思い出される。（写真）

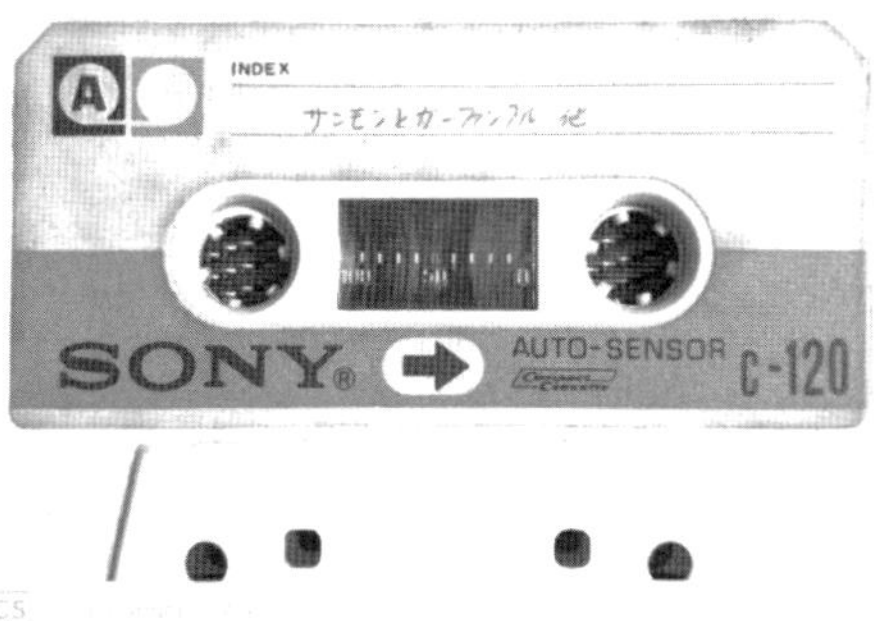

▲初めてのカセットテープ

大学に入って二年目、家庭教師をしていた女子高生から、布施明のＬＰレコード「シクラメンのかほりから」（一九七五年）が録音されたテープをもらった。（写真）その年に発表され、レコード大賞などを総なめにした「シクラメンのかほり」を含むこのＬＰレコードは全曲が小椋佳によるものである。「あなたのために」や「街角へ来ると」を始めとして、全て名曲だったと記憶していた。今回再び聞いてみたところ、やはりどれも実にいい。このＬＰを高校生の彼女がよく選んだなと思ったが、考えてみれば、自分も高校時代に、小椋佳の初期の名作アルバムである「彷徨」（一九七二年）と出会っていたので、納得した。

② 北山修さんとの思い出

本棚に、北山修のエッセイ集『戦争を知らない子供たち』と『さすらいびとの子守唄』（写真）がある。それぞれ第54刷、第12版とあるので、ベストセラーだったのは間違いない。関西フォークブームの火付け役となった「ザ・フォーク・クルセダーズ」のメンバーで、「初恋の人に似ている」（一九七〇年）「あの素晴しい愛をもう一度」（一九七一年）「さらば恋人」（一九七一年）などの作詞でも有名である。しかも、現役の医大生でディスクジョッキーもしていて、若者のカリスマ的存在だった。

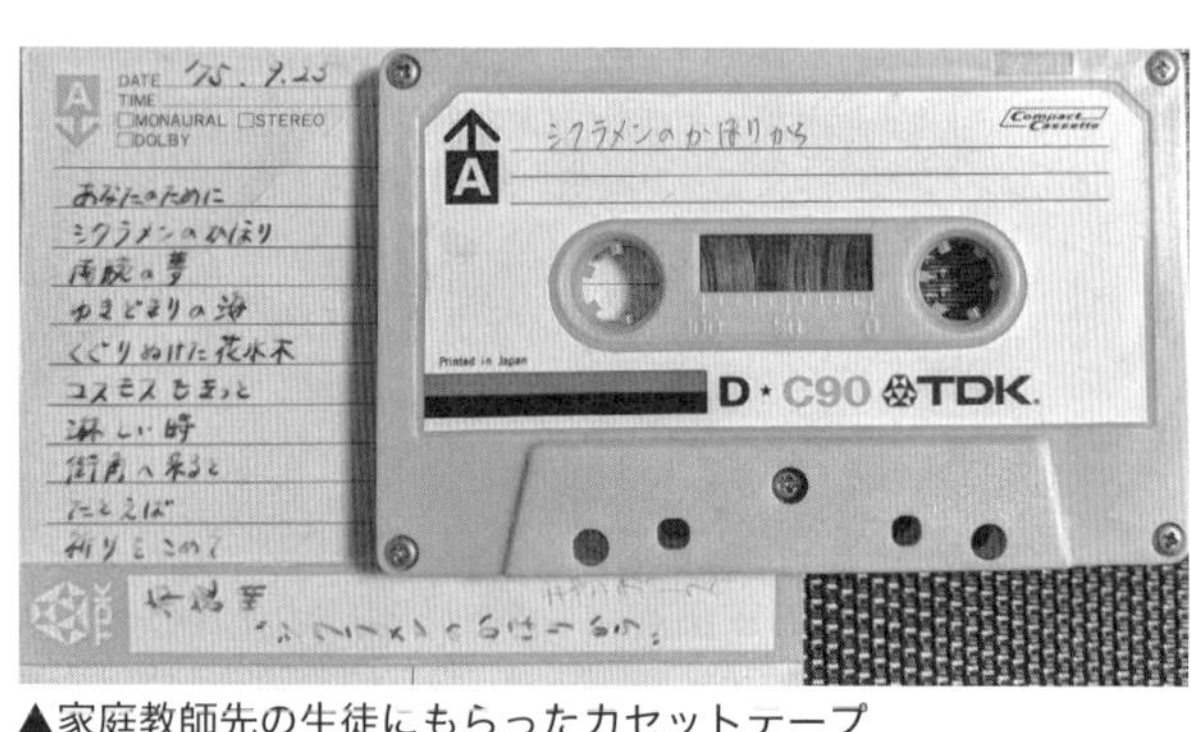

▲家庭教師先の生徒にもらったカセットテープ

ユーモアを交えて当時の社会世評を少し変わった切り口で書き綴られている。～「知っていても知らないふりをするのが大人なら、私は知らないのに知ったかぶりをしたい。まじめだが非良心的なのが大人なら、私はふまじめだが良心的でありたい…」～兄貴分の立ち位置で主張する彼にいつのまにか心酔していったのかもしれない。

二十数年後の一九九四年（平成六年）、九州大学教育学部の教授になられた事を風の便りに

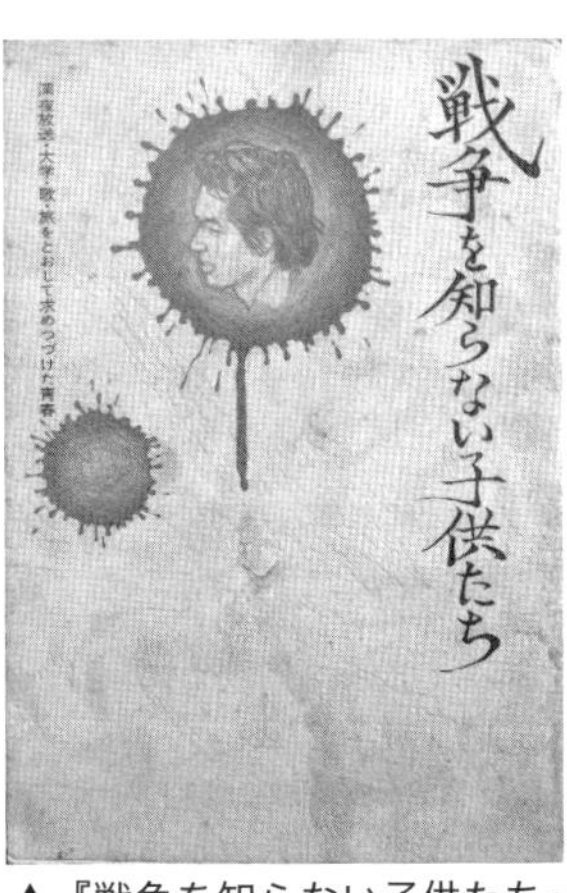

▲『戦争を知らない子供たち』(1971年、ブロンズ社)

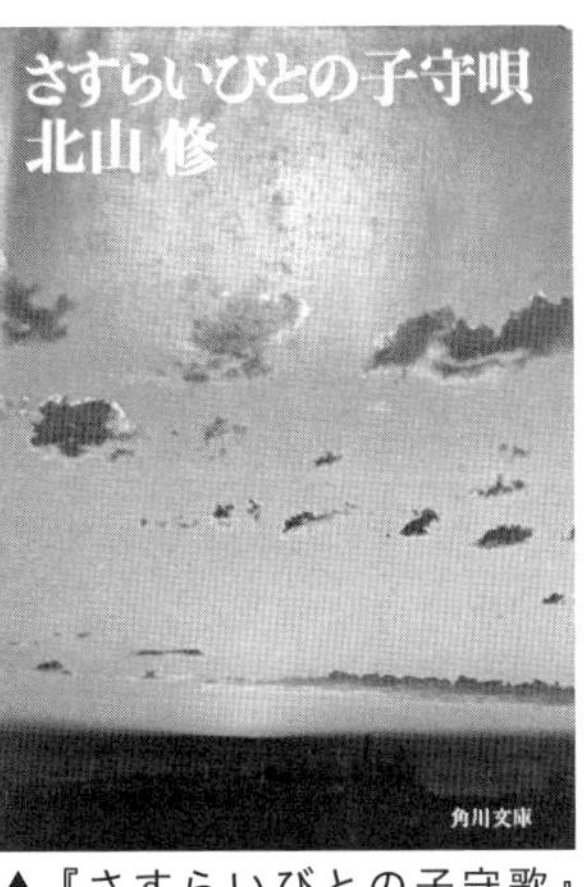

▲『さすらいびとの子守歌』(1972年、角川文庫)

知った。私にとっての初めての出版本『虹色の風景』を思い切って送ったところ、数日後にはきれいな字で書かれたお礼のはがきが届いた。通り一遍の返書ではなく、本の内容にも触れられていたので、とても嬉しかった。今となっては貴重な宝物である。

今から数年前、JR中央線のとある駅前交差点で信号待ちをしていた所、反対側に立っておられる白髪の紳士が目に留まった。こちらに渡ってこられるのを待って再度確認したところ、やはり「北山修氏」だった。思い切って「北山先生ですか？昔から憧れていました」と興奮気味に伝えたところ、会釈をされて足早に去って行かれた。別の場所への移動を急いでおられたのだろう。もう少し話ができたらとも思ったが、いい思い出になったのは間違いない。

③見知らぬ土地のレコード店にて

一九七三年（昭和四十八年）、福岡で一人暮らしを始めて間もない頃の事である。九州一の繁華街「天神」の近くにある予備校と西の端に位置する「姪浜（めいのはま）」の下宿との往復に慣れてきたので、少し寄り道をして大きなデパートに入ってみることにした。特に目当てもなく興味本位であったのは勿論である。足の向くまま、レコード店に入ったところ、「朝倉理恵」というアイドル歌手が「あの場所から」（一九七三年）のレコードをセールスしている場面に出くわした。私が直に見た初めての芸能人――レコードジャケットからそのまま飛び出してきたような衣装の、小柄だがとても綺麗な人が目の前にいる――にビックリした。

大学生や社会人であれば、積極的にサイン入りのレコードを買って握手したのだろうが、浪人生という身の上故に足が一歩も前に出なかった十九歳の苦い思い出である。

彼女の名前をネットで検索してみると、懐かしい曲がヒットした。「目覚めた時には晴れていた」（一九七一年）―この曲は、同じ年に浅丘ルリ子と石坂浩二が共演（のちに結婚）した「2丁目3番地」というテレビドラマの主題歌として使われていた。土曜日の夜に放送されていたのでよく覚えている。当時は、伝説のフォークグループ「赤い鳥」が歌っていた。隠れた名作で多くの歌手が歌っていたのだが、彼女も歌っていたようである。

以上の曲はYouTubeで聴ける。昔のあやふやな記憶も簡単に思い出せる便利な世の中になったものだ。

④共に歩いた青春

南沙織は小柳ルミ子、天地真理と共に「新三人娘（脚注10参照）」と称されたアイドルである。

生まれた年だけでなく生まれ月も私と同じなので、デビュー当初から勝手に親近感を持っていた。「17才」（一九七一年）はまさに私たちが十七歳の時のデビュー曲で、それからほぼ三～四か月ごとに出される曲は、同世代の女の子の気持ちをうまく捉えたものであった（当時は、そんなことは分かるはずもなく…）。二十歳に近づくにつれ、それまでの明るい曲調から、次第に大人びた静かな曲調に変わっていったのは当然であるが、自分の浪人生活が後半になった頃に発表された「色づく街（一九七三年八月二十一日発売）」と「ひとかけらの純情（同年十二月五日発売）」は、これからの明るい光が依然として見えてこない自分の暗い心情にマッチしていて、いまだに忘れることができない歌となっている。

大学生になると、自分を取り巻く世界は一気に広がっていった。一九七五年（昭和五十年）、大学二年生の夏休みには、ユースホステルを利用した初めての北海道旅行に友人と三人で参加した。道内に点在しているユースホステルをバスで乗り継いで旅するツアーなので、始めは見ず知らずであった同行者たちも、あっという間に打ち解けてくる。車中、あるいはユースホステルでの食後の集いには、北海道各地の名物ユースホステルに伝わっている曲を皆で歌うのが常となった。手元に残されていたツアーの冊子を見ると、「旅の終わり」、「時計台の鐘の鳴る街」、「岩尾別旅情」（いずれも正確な年は不詳）などが掲載されていた。一週間足らずの旅行であったが、未だにしっかり覚えているのは、「天の時（タイミング）」「地の利（未知の土地）」「人の和」全てがそろった旅であったからに他ならない。

七〇年代の歌手で同世代といえば、太田裕美とキャンディーズを外すわけにはいかない。

キャンディーズは、一九七二年（昭和四十七年）のデビューであるが、一九七五年の「年下の男の子」のヒットから、アイドル歌手の仲間入りを果たすも、一九七八年四月には惜しまれつつ引退となった。初期の明るい曲よりも、引退前の頃の二十代半ばの歌の方が気に入っている。素敵にハモれるアイドルグループはそうはいない。三人三様に可愛くて、「誰が一押しか？」とあえて問われたら、スーちゃんか？

キャンディーズと一緒にスクールメイツに在籍していた太田裕美は、「木綿のハンカチーフ」が代表曲で一九七六年（昭和五十一年）の大ヒット曲になった時、アイドル歌謡とフォークソングの中間に位置づけられていたようで、確かに立ち位置は微妙だった。少し甘えた声であるが透明感のある声と曲のイメージがよくマッチしている。昨年（令和二年）初めてコンサートで聴いたが、四十年以上たっても変わっていないのはさすがであった。

⑤「サンスイ」のレコードプレーヤー

医学部の専門課程（三年生）に入ると、同級生の家の二階が学生向きのアパートに改築されたとの情報が入った。そこへの入居を勧められ、ようやく小ぎれいな部屋に落ち着くことができた。

ハードな講義や部活動に明け暮れる毎日だからこそ、安らぎが欲しいと思っていた所、大学の生協で「サンスイ」のレコードプレーヤーがバーゲンセールとして安く売られていることを知った。そこで、仲のいい友人と一緒に思い切って購入することにした。（写真）これまであまり縁がなかった「クラシック」や「ジャズ」のレコードを手に入れたりして、少し背伸びをして大人のサウンドにも手を出した。LPレコードに入っている曲でペドロ&カプリシャスの「陽かげりの街」（一九七五年）やダウン・タウン・ブギウギ・バンドの「涙のシークレット・ラヴ」（一九七六年）などをたまに聞くと、二十四歳にもなったのにまだ学生だった頃のほろ苦い思い出が蘇る。

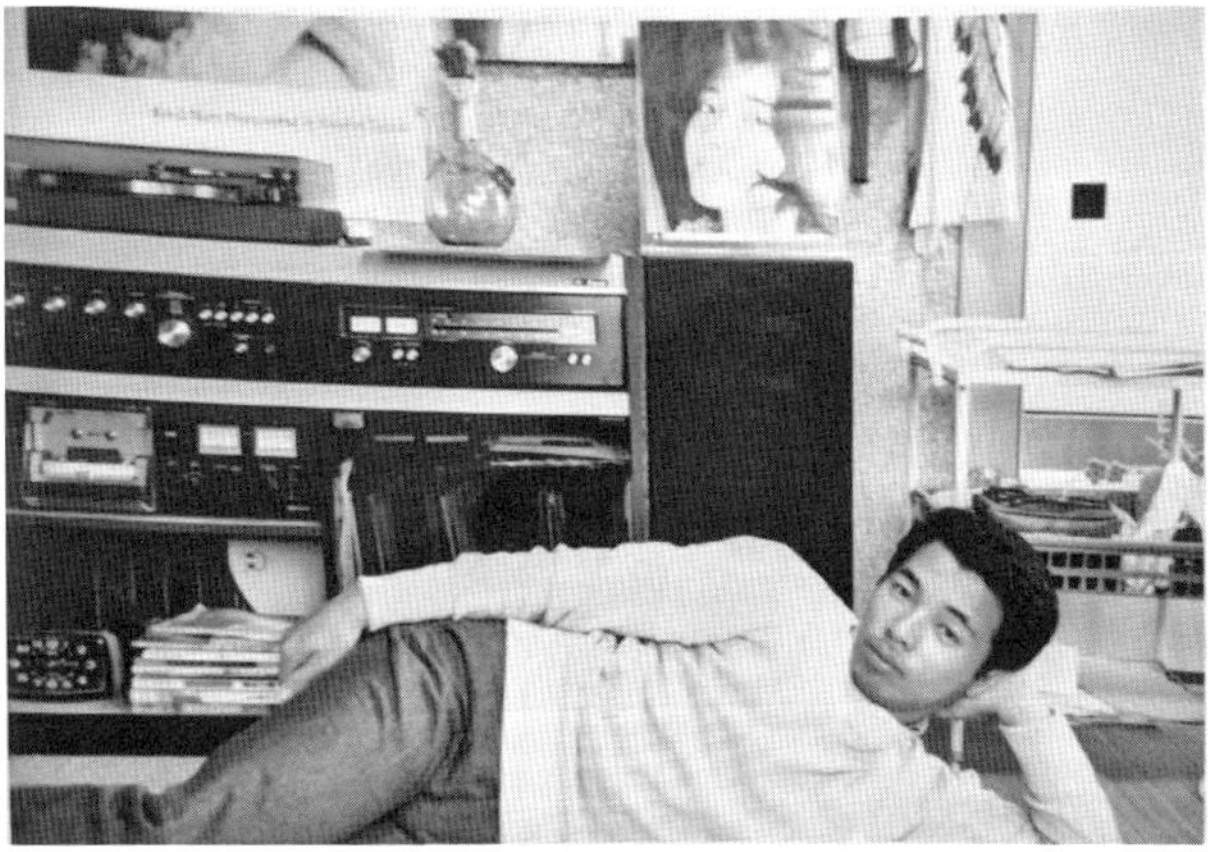

▲サンスイのレコードプレーヤーを購入した筆者

こうして、学生最後の年を迎えるわけであるが、一九七九年（昭和五十四年）にサーカスが歌った「アメリカン・フィーリング」は、アメリカ大陸をとても身近なものに感じさせてくれ、大学卒業後に広がる新たな世界を予感させてくれるようだった。

◆八〇年代、新たな世界へ

一九八〇年（昭和五十五年）はソ連のアフガニスタン侵攻が本格化した。その影響もあり、モスクワオリンピックはボイコットされた。一九八五年（昭和六十年）には日航機墜落という衝撃的な事件も起こっている。一九八七年（昭和六十二年）に頂点に達した「バブル景気」という魔物は八〇年代が終わる年頃から崩壊へと向かい、消費税が導入されるも構造不況の時代が始まる。奇しくも八〇年代最後の年である一九八九年（昭和六十四年／平成元年）は、昭和の終焉、天安門事件と東西冷戦体制の象徴であったベルリンの壁崩壊が重なった大きな転換点となった年で、新しい時代の到来を予感させていく……。

八〇年代は、フォークからニューミュージックへほぼ移行し、ようやく市民権を得て全盛期を迎えることになる。また、「バブル」という言葉に代表される「軽さ」や「享楽的イメージ」に引きつられて、アイドル黄金期を迎える。しかしながら、ヒット曲は量産されても、音楽が消費されるスピードも驚くほど速くなった結果、「歌謡曲」の時代は八〇年代前半にピークを迎え、歌番組も後半には終了した。音楽媒体は、カセットプレーヤーからＣＤプレーヤーへ急速に置き換わっていくが、インターネットの登場にはまだ時間があった。

＊＊＊

① 杜の都「仙台」へ

医師としての新しい生活が始まった。一人前の臨床医となるための最初の十年である。今と違って、働き方改革も何もあったものではない。働き詰めの毎日で、「ドラマは夜に起こる！」―医療スタッフが少ない深夜帯に病院に残って頑張っていれば、救急患者を受け持つことができ、手術を経験できる。同世代の医師仲間の多くはそう思って、早く一人前になるために、昼夜を問わず頑張る毎日が過ぎていった。したがって、学生時代と違って、腰を落ち着けて音楽を楽しむという余裕がなかったのが実感である。

初期研修の一環で、三年目の一九八二年（昭和五十七年）に国内留学をするチャンスが与えられ、「杜の都仙台」で生活することになった。温暖な気候の西日本地域（山口・九州）に長く暮らしてきた私にとって未知の東北地方である。学生時代に北海道旅行をした際、東京から夜行列車に乗ったので「北に向かう」実感は味わえた。石川さゆりが歌ってヒットした「津軽海峡冬景色」（一九七七年）の世界である。だが、生活するとなると別物である。

五月末、鹿児島から東京を経由して仙台に向かう。東北新幹線はまだ開通していなかったので飛行機を利用しての移動である。お世話になる予定のクリニックから迎えの車が来てくれて、そのまま仙台市内に向かった。新緑が眩しい。噂通りの「杜の都」である。その日は自分たち夫婦のために病院裏に改装された築四十年の一軒家にスタッフが集まってくれ、歓迎会をしてくれた。看護師見習の子が歌う民謡（長持唄？）は、民謡歌手を彷彿とさせる歌声で、「とうとう、遠い土地にやってきたな」と感慨に耽った夜だった。

六月中旬に入梅となったが、寒い日にはストーブが必要であり、南国に住んできた人間にとっては少し辛かった。テレビから山本譲二が歌う「みちのくひとり旅」が流れてきた。一九八〇年（昭和五十五年）に発売されようやく次の年に、ヒットした曲である。山本譲二は同郷出身の元甲子園球児である。高校卒業後、歌手を目指したが、なかなかヒット曲に恵まれなかった。同級生の実家が経営していたレコード店で、最初の芸名「伊達春樹」でキャンペーンのために来店してきた彼と握手したことを思い出した。歌詞は冬を謳っているので、季節外れではあるが「みちのく」の情景を思い巡らせることができた。

夏が過ぎる頃には、同僚の先生たちとも打ち解けることができるようになった。初秋の広瀬川の河原で「芋煮会」を楽しむ。「青葉城恋唄」（一九七八年）に歌われている緑豊かな風景が懐かしく思い出される。

せっかくの東北だから、「雪見酒」を一度は経験してみたいと思っていた所、忘年会が仙台の奥座敷である「秋保温泉」で企画された。夜遅くになって雪が降ってきた。幹事役の先生たちと一緒に深夜の外風呂での「雪見酒」と洒落こんだ。雪景色の定番である「北の宿から」（一九七五年）よりも、冷たい雨の情景を歌った「氷雨」（一九七七年）がなぜか浮かんできた。

青森や秋田の北東北地方に比べ、南東北の冬は厳しくないと言われている。それでも、晩秋から早春までの寒さは身にこたえる。その分、「雪」景色が中心の美しさはなかなかのもので、やはり演歌には「冬」がよく似合う。

②ウォークマンとカーステレオ

一九八三年（昭和五十八年）、仙台での一年間の研修を終えて、再び鹿児島に帰ってきた。

医師としての経験が増すにつれ、重症患者の受け持ちが増えていった。自宅へ帰るに帰れず、病院内に泊まることも少なくなかった。そういった時には、気分転換に流行りの音楽を聴きたいとの思いから、持ち運びができるプレーヤー——そう、小型化・軽量化・薄型化を可能とした

Walkman IIを購入することにした。「音楽を携帯し気軽に楽しむ」という新しい文化を、自分も享受することができるようになった訳である。

また、八〇年代には、いわゆる「カセットテープ」と呼ばれる「コンパクトカセット」の再生ができるカーオーディオが普及する。

カーオーディオからは様々な楽曲が流れてくる。

七〇年代後半の「花の中三トリオ（脚注11参照）」に続く八〇年代トップスリーのアイドルは、松田聖子「裸足の季節」（一九八〇年）、中森明菜「スローモーション」（一九八二年）、小泉今日子「私の16才」（一九八二年）で、男性グループといえば、この頃からチェッカーズ「ギザギザハートの子守唄」（一九八三年）が登場する。細川たかし「北酒場」（一九八二年）、五木ひろし「長良川艶歌」（一九八四年）、吉幾三「雪國」（一九八六年）を男性演歌歌手の代表とすれば、岩崎宏美「聖母（マドンナ）たちのララバイ」（一九八二年）、高橋真梨子「for you…」（一九八二年）といった歌姫たちのカーステレオから流れてくる歌声も、実に心地よいものだった。

カセットテープの登場により、手持ちのレコードやラジオから録音した音楽を自分好みに編集し、ドライブ中のBGMとして楽しむという文化が生まれた。

私も空いた時間を利用して、好きなアーティストのカセットテープを編集したが、LPレコードとCDの間に、カセットテープ形式で作品集が発売された時期がある。

七〇年代は、吉田拓郎、井上陽水、かぐや姫といった自分より少し上の世代が伝える様々なメッセージソングに強く影響を受けたが、八〇年代は私と同世代の音楽を好んで聴くようになった。サザンオールスターズ「ＹａＹａあの時代(とき)を忘れない」（一九八二年）、竹内まりや「元気を出して」（一九八四年）……うまくいかなかった時や辛かった時に、これらの歌には自分を励まし、自分の背中を押してくれ、自分と並走してくれている感が強かったためであろう。

③ Forest City カナダのロンドン市へ

一九八九年（昭和六十四年）の年が明けるや、昭和天皇がご崩御され、時代は「昭和」から「平成」へと移り変わった。その数日後に、美空ひばりは「川の流れのように」を発表した。同年の六月に逝去されているので、結果的にはこれが遺作となった訳である。

私は春頃から海外留学の話が具体化してきて、八月末に日本を離れることになる。アメリカ大陸東部の五大湖に囲まれたカナダ・オンタリオ州のロンドン市（仙台市と同様に Forest City と呼ばれていた）という学園都市への留学であったが、日本人をほとんど見かけなかった。今でこそ、インターネットで世界中が繋がっているので、世界のどこにいても日本の歌を聴くことができるが、この時にはそういう環境になかった。むしろ、英語での生活環境にどっぷり浸ろうと思っていたので、カーラジオから流れるオールディーズ専門のＦＭチャンネルを積極的に聞いたものである。

不安の連続であった海外生活にも少しずつ慣れてきた。研究室の仲間とも仲良くなって、初冬を迎える頃には実験も軌道に乗ってきた。アメリカ大陸では、クリスマス休暇が終わると元日の翌日からもう仕事が始まるので年末年始は結構あわただしい。日本では恒例行事となっている

「紅白歌合戦」をすっかり忘れていた。

正月を十日も過ぎた頃、日本から小包が届いた。医学博士の論文指導をして頂いた教授から、一九八九年（平成元年）の「紅白歌合戦」が録音されたカセットテープが送られてきたのである（写真）。「たまには日本を思い出して頑張りなさい」とのメッセージだったのだろう。日本からのサプライズは、心のこもった実に嬉しいプレゼントとなった。

年明けの二月になって、留学先での指導教授に大病が見つかり、あっという間に帰らぬ人となった。研究室や大学だけでなく、州をあげて彼の突然の死を嘆き悲しんだ。私の研究は他の教授がサポートしてくれることになったが、実験結果の解析がこれからというタイミングでの出来事に呆然とするしかなかった。「結果を出して、日本に帰ることができるのか？」…窓の外は雪景色。黄昏時の研究室で独りぼっちになった時、「川の流れのように」の歌詞が頭の中で流れてきた。

〽知らず知らず　歩いて来た
細く長い この道
振り返れば 遥か遠く
故郷が見える
（作詞／秋元康　作曲／見岳章）

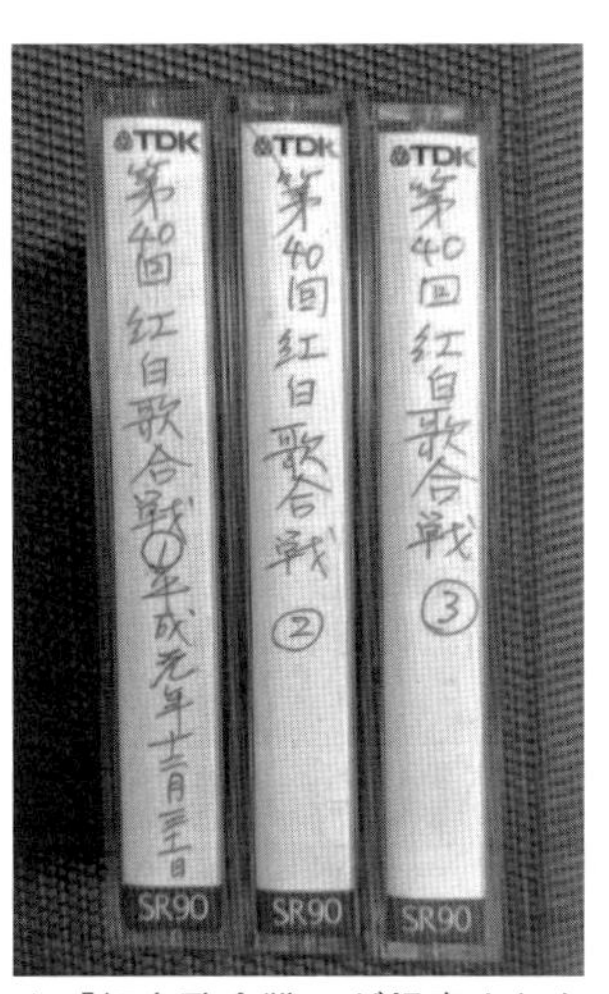

▲「紅白歌合戦」が録音されたカセットテープ（平成２年、提供Ｆ先生）

「歌は世につれ、世は歌につれ」の通り、「昭和」という時代を閉じたこの歌は、「一九八九年が時代の大きな転換期であった」ことを鮮明に記憶させている。しかし、それ以上に、異国にいる自分には、望郷の念を強くさせる歌だったのである……。

Episode 2-6 東京五輪：五十七年後の風景（二〇二一年七月）

◆東京五輪が再びやってくる！

今から八年前の二〇一三年（平成二十五年）に、二回目の五輪開催が東京に決まった時に書いた文章を引用してみる。

＊＊＊

～前略～一九六四年（昭和三十九年）頃は、戦争で荒廃した国土から立ち上がろうと、日本全体がパワーに溢れた時代だったに違いない。その影響は小さな地方都市にも与えていた。加えて、自分が住んでいた地域は、「周南石油化学コンビナート」を中心として、地域全体が右肩上がりに飛躍的に発展していく途中だった。

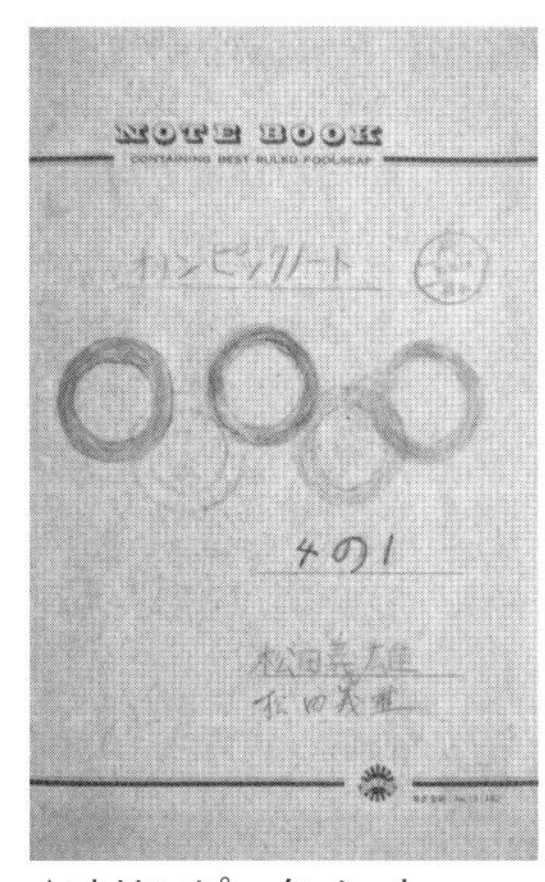

▲オリンピックノート

閉会式
1. 天のう こうごう 両へい下 ご入場
5時
2. か国入場 5時1分
いちばん初めから終わりまで
やく（33分）
日本の国旗をもった人は（ふくい まこと）
3. 国旗けいよう
①ギリシヤ
②日本
③メキシコ
4. 閉会せんげん
5. せい火が消える
6. オリンピック旗 こうのう
7. 選手団 だい場
8. 天皇 こうごう 両へいか ごたい場

▲オリンピックノート

▲オリンピックのピンバッチ（著者蔵）

小学校は一学年四クラスの構成で、各クラスには白黒テレビが設置されていた。とはいえ、親クラス（学年主任がいるクラス）でしかチャンネルが自由に操作できなかった（チャンネルの主導権は学年主任の先生？）状況であったと記憶している。そのような中で、生徒には東京五輪の記録が宿題として課せられた。

Ａ５判の小さなノートの表紙に「オリンピックノート」とある。（写真右）

前半は日本を中心としたメダル獲得数の推移、日本で金メダルを取った選手名、柔道、体操に、女子バレーボール決勝対ソ連とのスコア記録が書かれてあった！　そして、閉会式の様子（写真中央）に続き、ノートの後半は、新聞の切り抜きで構成された「写真集」となっていたが、当時お金も自由にならない小学生ならではの「宝物」となった。

二〇一三年（平成二十五年）九月八日未明に、東京では五十六年ぶりとなる五輪開催が決まった。久しぶりに思わず笑みがこぼれてくる嬉しいビックニュースである。

生きている間に、自国開催のオリンピックが二度も見られるなんて夢のようである。前回は他の開催国同様、国威高揚という側面もあったが、今回はどのような形で世界にアピールしていくのだろうか？

スポーツを「見る」だけでなく、自ら「する」ことで幸福感が得られるような、広く国民がスポーツを享受しえる環境の整備が必要となろう。また、乱開発に終始するのではなく、過去を継承しつつ次世代への最適な環境を考えた新たな都市の変貌を期待したい。今からとても楽しみである。

＊＊＊

傍点を付した「夢」や「希望」は、果たしてどれほど実現されたのだろうか？

「都市の変貌」といっても、箱物（競技会場）の作り替え、湾岸地域の再整備以外になかなか思いつかないが……。

◆五十七年の間にどう変わったか？

前回の五輪当時と比較してみる。

これらの資料から、色々な考察ができる。もっとも、この差は約六十年——人間でいえば還暦あるいは二世代分に相当しているので、比較すること自体が無意味かもしれないのだが……。

【世相の比較】

		1960年 （昭和35年）	2020年 （令和2年）	対1960年
人口　（万）	男性 / 女性	4,630 / 4,800	6,133 / 6,469	+1,503 / +1,669
平均寿命　（歳）	男性 / 女性	67.6 / 72.8	81.3 / 87.6	+13.7 / +14.8
平均賃金　（万）		約46.6	約462.2万	9.23倍
高齢化率 （65歳以上）		5.70%	28.90%	5.07倍
コーヒー1杯（円）		72.0円	313.2円	4.35倍
ドル為替　（円）		360.0円	108.1円	0.3倍
GDP　（円）		15.9兆（5位）	538.6兆（3位）	33.87倍

【大会の比較】

	1964年 （昭和39年）	2021年 （令和3年）	対1964年
参加国数	93	205	2.2倍
参加選手数（日本）	5,152（355）	11,092（582）	2.15（1.64）倍
競技数	20	33	1.65倍
競技種目数	163	339	2.08倍
金メダル獲得数	16	27	1.69倍
1種目当たり	0.1	0.08	0.8倍
メダル獲得総数	29	58	2倍
1種目当たり	0.18	0.17	0.94倍
金メダル獲得種目	ボクシング レスリング 柔道 体操 ウェイトリフティング バレーボール	ボクシング レスリング 柔道 体操 卓球 空手 スケートボード フェンシング 野球 ソフトボール 水泳	
新競技種目	柔道＊ バレーボール＊	空手＊ スケートボード＊ スポーツクライミング サーフィン （＊：金メダル獲得競技）	

▲1960年と2020年、1964年と2021年の比較（総務省ホームページより）

〈国力の変化〉

「遠き昭和」のあの時代は決して裕福ではなかったことが、平均賃金などからでも分かるが、GDPが世界五位であったことには驚かされる。敗戦の痛手から早く立ち直ろうと、確かに皆が同じ方向を見て、がむしゃらに働いていた「古き良き時代」であった。
翻って、「激動の令和」では、平均寿命は十歳以上延び、高齢化率はなんと五倍になっている。散歩やジョギングをする人をあちこち見かけ、スポーツジムも昔と比べれば著増しているので、スポーツが国民の間に浸透していることは間違いない。ただし、それが、世界のトップと戦える若者のスポーツ人口増には反映されているかは甚だ疑問である。
子供の頃、主流であった野球人口は減少の一途をたどっていると聞く。一方、日本人には馴染が少なかったスポーツも続々出てきている。この多様化が、これからの五輪にどう反映されていくのか？——興味あるところである。

〈メダル数の分析〉

メダル獲得の背景をみてみると、その時に新しく採用された競技や日本のお家芸の競技で量産されている。「地」の利を生かしたといえるし、これこそが地元開催のメリットである。
金メダル、メダル総数共に、大幅に増えたが、本当にそうだろうか？　一種目当たりに換算す

国別メダル獲得数

	金	銀	銅	計
アメリカ	36	26	28	90
ソ連	30	31	35	96
日本	16	5	8	29
ドイツ	10	22	18	50
イタリア	10	10	7	27
ハンガリー	10	7	5	22
ポーランド	7	6	10	23
オーストラリア	6	2	10	18
チェコ	5	6	3	14
イギリス	4	12	2	18

カナダ
スイス
エチオピア
バハマ
インド
韓国
トリニダードトバゴ
チュニジア
キューバ
アルゼンチン
パキスタン

メダル獲得数 （2021年8月8日時点）

	国・地域	金	銀	銅	計
1	アメリカ	39	41	33	113
2	中国	38	32	18	88
3	日本	27	14	17	58
4	イギリス	22	21	22	65
5	ROC	20	28	23	71
6	オーストラリア	17	7	22	46
7	オランダ	10	12	14	36
8	フランス	10	12	11	33
9	ドイツ	10	11	16	37
10	イタリア	10	10	20	40

▲メダル獲得数上位10か国の比較
（左）1964年当時の新聞切り抜きより（著者所有）
（右）「週刊朝日増刊～東京2020オリンピック総集編」（2021年、朝日新聞出版）198pより

れば、前回の一九六四年と差がないが、これをどう解釈するか？　競技の増加にうまく適応できた結果なのか？　それとも、メダル獲得が有望な競技に焦点を当てた強化策の表れ？

このような観点からコメントするスポーツ評論家に、実のところ興味があるのだが……。

〈メダル獲得上位国の分析〉

五十七年前のオリンピックノートの中に、国別メダル獲得数の切り抜きが貼られていたので、今回の獲得数と比べてみたところ、興味深いいくつかの事が分かった。（写真）

一．金メダル獲得数では、日本はどちらも第三位に位置しているので、大健闘には違いない。

二．アメリカ、ソ連（ROC）、日本、（東西統一）ドイツ、イギリス、オーストラリア、イタリアの七か国が、どちらも上位十か国に入っている。

三．それ以外の国は、一九六四年では東欧諸国（ハンガリー、ポーランド、チェコ）であり、二〇二一年では中国、オランダ、フランスとなった。実は一九六四年の大会には中国は参加していないが、東西（共産主義対自由民主主義）の比較でみれば、今回は中国とロシア（ＲＯＣ）だけなので、西側の国が多くなったということか。

四．ＧＤＰを加味すれば、トップテンは「国の威信をかけて、巨額な資金を投入でき、技術の向上のために高度の組織を有している」という意味での先進国といえるので、よほどの努力を続けていかない限り、これからもここに居続けることは決してやさしくはないだろう。

＊＊＊
＊＊＊

今の自分はセミリタイヤ状態で自由になる時間が十分あるといっても、医療関係者なので、日々増加の一途をたどるコロナ患者数の動向が全く気にならない訳でなく、政府が勧める「自宅でのテレビ観戦」を存分に楽しんだとは言い難い。

そして、これまでにも、競技を同時進行で見ていると、何故か贔屓のチームや選手が形勢不利になってしまうと勝手に思い込んでいた節もあり、今回はＬＩＶＥでの競技を見なかった。全て、午後十時台に放映されていたＮＨＫの「デイリーハイライト」、あるいは速報という形で「メダル獲得」のニュースが流れた時に、興味あるスポーツであれば急いで直後の映像をみるということを繰り返した。

その結果、未だに悔やまれるのは、「卓球ミックスダブルス決勝」、「女子バスケット準々決勝ベルギー戦」、「野球決勝」の決定的瞬間を逃したことである。

コロナ禍の真っ只中という前代未満の厳しい状況に置かれていた選手には、いつも以上に「何かを残さないといけない」と考えさせられ、競技以外にも目を向けないといけないプレッシャーがあった。このような中で「夢」を勝ち取った選手には、改めて賞賛を送りたい。とりわけ、わが国の代表的スポーツでお家芸故に優勝が当然とされた「野球」と「ソフトボール」の他にも、本来の一本勝ちに拘った「柔道」全般、圧巻の演技で新しく個人総合王者となった男子体操選手、全てテクニカルフォール勝ちした女子レスリング選手、新しいスポーツに力を発揮した十代のメダリスト達以外にも、「女子バスケ」の大躍進や、陸上中距離で無限の可能性を示した選手など、これからも希望に満ち溢れているオリンピアンが多くいた。

敗者にも勝者以上のエールを送りたい。本命視されたが、残念な結果に終わってしまい、様々な要因で「勝ち」が逃げてしまった。彼らの血の滲むような努力を理解できないなら、不毛なバッシングをしても意味がない。辛さ悔しさを一番知っているのは本人である。「努力は必ず報われる。もし報われない努力があるのならば、それはまだ努力と呼べない」と、王貞治さんの至言をふと思い出したが、その通りである。もしも、「次の機会に雪辱したい」という意思があるのであれば、彼らの捲土重来、起死回生を期待したい。

◆TOKYO2020の功罪、その光と影。「でも、やっぱり…」

コロナ禍が最大の懸案事項になる以前の二〇一九年（令和元年）末まで、私的な一番の心配事は悪天候であった。もともと、七月下旬から八月上旬には必ずと言っていいほど台風がやってくる。夏台風の特徴は、動きが遅く、不規則で複雑な進路をとるので、大雨・暴風の長期化が心配される。加えて、台風通過後の気温上昇が半端ない。その他、地震やサイバーテロなどのテロ攻撃も恐れていたものの、結局、これらは杞憂に終わった。ラッキーだったとしか言いようがない。閉幕後は、それまでとはうって変わって、梅雨のような大雨とその被害が相次いだ。――まるで開催期間だけ「神風」が吹いたようだった。

＊＊＊

閉会式翌日の主要全国紙に書かれた社説を要約してみる。

「輝き放った選手を称えたい　運営面での課題を次に生かせ」――コロナウイルスの世界的な流行という困難を乗り越えて開催された異例の大会として、長く語り継がれることだろう」とのコメントから始まる読売新聞の社説は、「東京五輪は成功」という観点で纏められているのが少し気になった。

一方、いつもなら政治や社会に対して辛口のコメントをする朝日新聞の社説は、「混迷の祭典再生めざす機に」の見出しで始まり、「『賭け』の果ての危機」、「（ＩＯＣの）失われた信頼と権威」、「虚飾はいだ先の光」という小見出しで繋がれ、強行開催を通じて浮かび上がった課題に真摯に向き合い、制御不能になりつつある五輪というシステムの抜本改革につなげる。難しい道のりだが、それを実現させることが東京大会の真のレガシー（遺産）となる――で結ばれている。いつもの鋭い切り口はやや影を潜めているようだった。閉幕が近い頃に施行されたアンケートでは、国民の六割近くが「よかった」と回答していたが、まさかそれを意識したわけでもあるまい。

一年後の開催と延長が決まって以降、本当に開催できるのだろうかと、誰もが心配したに違いない。最終的には、「オリンピック＝世界最大のスポーツの祭典」ではないと、衆目にさらされた事が、今回の東京五輪の最大の「影」となってしまったが、考えようによっては、五輪の未来にとっては、かすかな「光」にもなりうるかもしれない。

古代ギリシャのオリンピックは、そもそも戦士の強化と国威発揚のための競技大会であったので、大会に優勝した選手は月桂樹の葉が送られてその名誉を称えられると同時に地元から多額の賞金をもらったり、特別待遇を受けられるようになったため、賄賂や不正が蔓延（はびこ）って、当初の目的が歪められるようになってきた。

このことを反面教師としたクーベルタン男爵が提唱したのが近代オリンピックであった。その基本的な精神は、

オリンピック競技大会は、いかなる差別をも伴うことなく、友情、連帯、フェアプレーの精神をもって相互に理解しあうオリンピック精神に基づいて行なわれるスポーツを通して青少

年を教育することにより、平和でよりよい世界をつくることに貢献すること。（オリンピック憲章根本原則二〇〇〇年版（財）日本オリンピック委員会より）

である。心あるIOCメンバーが、本気になってもう一度原点に立ち返る勇気があれば、一筋の「光」は見えてくるはずで、そこに期待したい。

＊＊＊

「東京には最高のボランティアがいた」、「献身と努力に対してすべてのボランティアに感謝します」と、東京五輪のボランティアに感謝や絶賛の声が鳴りやまないと、閉幕後のネットニュースが賑わっていた。競技後の会場の清掃に勤しむボランティアの姿によって、世界中に人々に改めて、日本人の持つポテンシャルの高さを示すことができたのは、数少ない「功」と言える。何も新しいことではないと言うなかれ。ネガティブな情報が拡散されやすい現代で、感動を与える情報が世界中に広がるのはいいことである。

ところが、ニュージーランドに住んでいる知り合いの日本人に、そちらでの反応を聞いたところ、想像以上に厳しい返事が返ってきた。

そもそも開催できる状況ではなかったのに、やると決めた後も隔離対策の不完全さや選手以外の外国人に対して国境を閉じるべきだったなど……日本の政治家はなにを考えているのか？　と尋ねられました。

　こちらのニュースで報道されていた事は残念ながら日本の素晴らしさよりも、選手が無事であるかどうかに焦点が当てられていたようで、盛り上がった感はあまりなかったです。先日、一人コロナ感染者が出た後その日のうちにデルタ株を警戒してロックダウンに踏み切ったニュージーランドなので日本のコロナ対策に対しての不信さが尾を引いていたのでしょう。


「コロナ感染は増えたか？」

　東京都では、開催前の千三百五十九人から八月五日には五千四十二人となったにもかかわらず、これを五輪担当相は、十分な根拠もなしに、「影響なし」と即座に断言した（そのように言わされたのかもしれないが）。日本人選手の活躍に気分が昂揚した結果、人流に影響を与えた「楽観バイアス」も考慮しないといけないのに……。

＊＊＊

　戦後に生まれ育った日本人は、戦争の悲惨さを知らないまま一生を終えると誰もが思っていた。その上で「世紀の祭典」であるオリンピックの地元開催を二度も見ることができることを幸運と思っていたわれわれのような「一回目の東京オリンピック経験世代」にも、戦争同様の「新型コロナウイルス感染症」との戦いが余儀なくされている。このパンデミックが終息に向かわない限り、「オリンピアンの姿に感銘を受けた。でも、やっぱり、手放しには喜べない」というのが、多くの日本人の感想ではないだろうか？

ＴＯＫＹＯ２０２０開催是非の評価は、今後の新型コロナウイルス感染症次第で、もう少し時間が必要である。

Episode 2-7 コロナ禍の新たな局面 二〇二一初秋（二〇二一年九月）

◆濃厚接触者となった十四日間

東京都で一日の感染者数が千人を少し超える程度でくすぶったままで、いよいよ五輪開催が迫ってきた頃、いきなり「濃厚接触者」としての行動制限を強いられることになった。

あくる日、早速保健所からの手紙が届いた。以下のような文面である。

＊＊＊

「新型コロナウイルス感染症の患者さんと接触された方へ」

あなたは新型コロナウイルス感染症の患者さんと接触したことが分かりました。念のため、最終接触から十四日間（健康観察期間）は、以下のような行動をしていただき、感染拡大防止にご協力をお願いします。

・十四日間は健康状態を毎日チェックし、不要不急の外出を控えてください――
学校や会社を休み、外出を控えてください。やむを得ず外出する場合は、マスクを着用し、公共交通機関は使用しないようにしましょう。

・体温記録用紙を使い、毎日の体温測定、発熱（37・5度）の有無を確認してください。

・咳や呼吸器の症状の有無を確認してください。

・咳や発熱などの症状が出た場合――速やかにｘｘ区新型頃場受診相談窓口または東京都発熱相談センターへ連絡し、指定された医療機関を受診してください。

＊＊＊

「濃厚接触者」に関して、信頼できる情報を集めてみたところ、この範疇からの発症頻度は約5％と書かれていた。さらに、私の場合、ワクチン接種二回を終えて、既に三か月が経過しているので、抗体価は十分だろうから、5％に入る確率は極めて少ない。細心の注意を払いつつ毎日を過ごしていけば、感染することはないだろうと考えた。

ホテルから一歩も出られない軽症の感染者と違って、自宅からの外出は「禁止」と書かれていない。体力維持を目的に続けている散歩を、人気の少ない早朝に続けることとし、コンビニでの食料調達も時間帯を考えて、最短時間で済ませた。その結果、最終接触日から十四日目まで、発熱はなく、体調も極めて良好のまま過ごすことができた。

一方、知り合いの家族は、両親が感染し、四歳の娘は祖父母の所に預けられた。手がかからなくなった年齢とはいえ、祖父母は孫との不慣れな共同生活を朝から晩まで強いられ、お孫さんも母親恋しさのあまり、夜泣きが続く。母親は母親で、わが子のことを一時も忘れることができない不安な日々を過ごしたという。

このようにニュースにならないものの、母子関係、親子関係を阻害する可能性をはらんだ事例は、どこかしこで頻発していたのではないだろうか？

◆抗体価を知る

これまでにも、新型コロナウイルス感染症に関して医師の立場から色々と発信してきた。自分の経験と医学知識に基づいているので、「フェイク」ではないニュースと断言できるが、それでも私の発信に対しネガティブな反応をする人がいるのはやむを得ない。

八月末のある日、非常勤で働いているクリニックで、新型コロナウイルスの抗体価を試験的に測定する機会があった。ワクチン接種を二回終えても抗体価が減っていくので、そろそろ、三回目の接種に関する話題が出始めた頃である。

私の抗体価は、６７０（50ＡＵ／ｍＬ以上で抗体ありと判断される）との報告が返ってきた。

・初回のワクチン接種から既に五か月以上経っている。
・同じ時に、採血された同世代の方の値と比べてみると、やや低い値であった。但し、私の接種は一か月先行している。
・また、若い方々は全て私よりも高値で、六倍以上高い値を示していた三十代の方もいた。ちなみに、私の副反応はほぼゼロだったが、この女性の副反応は三日間続いたとのことであった。

ここで、三つの仮定をする。

1　抗体価は、時間経過と共に下がっていく
2　抗原抗体反応と副反応の強度は相関する
3　副反応の強さは、女性＞男性、若者＞高齢者といわれている

以上の情報から、「ワクチン接種から五か月経った時点での、私の抗体価はマアマアなのか」と、自己評価した。個体差は当然考慮しないといけないので、一般には敷衍できないという前提であり、あくまでも、私自身のデータと断っておく。

◆政治の季節が始まった！

九月末の自由民主党総裁選に向けて、予想通り四名の立候補者が立ち上がったが、今の流れで

は自民党総裁がそのまま総理大臣になるので、今後の日本の行く先を決める大きな分岐点であるのは間違いない。

医師の間では予測されていたことだが、第五波のピークは案の定八月下旬で、それを境に増加速度と同様の傾きで新規感染者数は減っていった。急激な減少の要因として、人流の抑制、悪天候の影響などの因子以上に、やはり「ワクチン接種」が国民の間に広く浸透してきたのが大きいと考える。今のうちに、三回目のワクチン接種も含めて第六波に備える手立てをしっかりしておかねばならない。

今回の一連の選挙が「コロナ選挙」となるのはやむを得ない。どうやら、昨年初めに囁かれていた「ゼロコロナ社会」実現はあり得ず、「ウィズコロナ社会」を目指すのが現実的と考えるようになってきた。戦争を知らなかった多くの国民も、今回のコロナ禍を戦争と同じ程度の「国難」と認識していて、疲弊している社会生活を乗り越えるための論戦が交わされている。個人的には、様々な外敵からの脅威に晒されているこの国をしっかり守ってくれる新総裁を期待している。

(この原稿を書き終えた時点で、新総裁はまだ決まっていない)

Episode 2-8

Amazing Shohei-san！（二〇二一年十月）

スポーツ好きの人間にとって、二〇二一年（令和三年）は日本のスポーツ選手を世界に誇れる年となったようだ。

四月の松山英樹のマスターズ優勝に続き、大リーグでの二刀流大谷翔平の活躍から目が離せなかった。

◆Ohtani Can Do It All！*13

打席から一塁までを4秒ちょっとで駆け抜け、120メートル以上のホームランを普通にかっ飛ばし、時速160キロ以上の球を平気で投げる……野球というスポーツを少しでもかじったことのある人間にとって、これらはとても受け入れがたい驚愕の事実である。しかも一人の人間が全てやっているといえば、誰が信じるだろうか？

二〇二一年のシーズンは、ベースボールの常識を覆した大谷翔平投手の超人的な活躍を目の当たりにすることができた。「二刀流」の総括として、史上初めて、「クインティプル100」を達成した。つまり、投打5部門で100以上を達成したという事である：打者として138安打、

---

*13 この章は、「週刊ベースボール増刊～大谷翔平 2021 シーズン決算号」（ベースボールマガジン社、二〇二一年十一月四日号）と、「日刊スポーツ」（二〇二一年十一月九日）を参照した。

103得点、100打点、投手として130回1/3、156奪三振を成し遂げたのである。その意味で、執拗なまでの四球攻めに苦しみながら、最終戦で先頭打者ホームランを打ち、100打点に到達したのはとても良かった。

二十一世紀になって、野球にそれほど興味を持っていない方にも選手の公平な評価が分かるように、勝利貢献度指数（WAR）（Wins Above, Replacement の頭文字）なる指数が考案された。「そのポジションの代替可能選手に比べてどれだけ勝利数を上積みしたかを表す指標」で、打撃、走塁、守備、投球を総合的に評価し、その選手がチームの勝利にどれだけ貢献したかを示している。「平均的なレギュラー野手と先発投手のWARは2・0前後。5・0ならオールスター級の活躍、8・0でMVP級」と説明されている。

今季の大谷のWARは何と9・0で、メジャー全体のトップであった。WAR9・0の内訳は投手で4・1、打者で4・9。これまで投打の両方で4・0を超えた選手は一人もおらず、史上唯一「二桁勝利&二桁本塁打」を達成した一九一八年のベーブ・ルースでさえ、WAR 7・0（投手2・3、野手4・7）であった。

◆誇らしげな二人の日本人メジャーリーガー

二刀流として、そのベーブ・ルース以来の本格的な活躍だったので、色々な記録で「史上初」の文字が並ぶ。

・打者として10本塁打、投手として100奪三振を、同一シーズンに記録したのは史上初

＊14 以下は、「Number PLUS January2020 〜〈永久保存版〉イチローのすべて」（文藝春秋、二〇二〇年十二月十九日）を参照した。

・20盗塁と、投手として10登板を同一シーズンに記録したのは史上初
・球宴に投手と野手両方の部門で選出された選手は史上初

今から二十年前の二〇〇一年（平成十三年）に鮮烈デビューしたイチローも、「走・攻・守」全てが卓越していて、未だに記憶に残っている。[*14]「走り」についても盗塁王というイメージはないが、ある年の盗塁成功率は、47度の盗塁企図に対して失敗は僅かに2回だけで盗塁成功率は何と95・8％だった。とても打てそうにない悪球をいとも簡単にヒットにする、ライトからの返球は「レーザービーム」と形容され、その強肩ぶりは相手チームに恐れられた。

大昔の大リーグ記録を塗り替えた記録として、次の二つが特筆される。
・「シーズン最多安打記録262本」～ジョージ・シスラーの持つ記録を84年ぶりに更新
・10年連続シーズン200本安打」～ウィリー・キーラーの記録を108年ぶりに更新

長い間、眠っていた伝説的スターの大リーグ記録を塗り替え、彼らの記憶も蘇らせてくれたのが、二人とも日本人とは実に痛快である。

◆二人のバトンタッチはうまくいった!?

大谷にとって今季の大リーグ公式戦終了後に、イチローはコメントを求められた。

「比較対象がないこと自体が、誰も経験したことがない境地に挑んでいる凄みであり、その物差しを自ら作らなくてはならない宿命でもある。

外野からの視点だが、けがなくシーズンを通して活躍した二〇二一年は具体的な数字で一定の答えを示した年だと思う。中心選手として長い間プレーするには一年間、全力でプレーした軸となるシーズンが不可欠だ。それが今年築けたのではないか。アスリートとしての時間は限られる。考え方はさまざまだろうが、無理はできる間にしかできない。二〇二一年のシーズンを機に、できる限り無理をしながら翔平にしか描けない時代を築いていってほしい」

「無理のない範囲で」とは言わず、「できるだけ無理をしながら」とは、自らの成功体験に基づくイチローらしい表現であり、「翔平にしか描けない時代を築いていってほしい」との要望は、自分が築いた時代をうまくバトンタッチして！　とのエールでもある。現役時代から時に哲学的なコメントをしてきたイチローならではの含蓄に富む言葉である。

二〇一九年三月、イチロー氏自身の引退会見では大谷について「投手で20勝してサイ・ヤング賞。その翌年に50本打って本塁打王、ＭＶＰを獲ってほしいね。それが想像ではなくてできる選手だから」とコメントしている。

その予言通り、来月にはＭＶＰを受賞しているはずである。イチローというスーパースターの活躍をリアルタイムで見ることができただけでも幸せなのに、さらに異次元の輝きを見せる新たなスーパースターの活躍を、しばらくの間楽しめるのは、二〇二〇年代も野球ファンであり続ける者の幸せの一つであろう。

追記：二〇二一年十一月十九日、下馬評通り、満票でア・リーグのＭＶＰに選出された！

Episode 2-9

晩秋の霊園を散策する（二〇二一年十一月）

雑司ヶ谷霊園は池袋の南東に位置する。その昔、江戸時代には将軍の鷹狩りに使われた場所だったようで当時を偲ばせる松の大木も残っている。

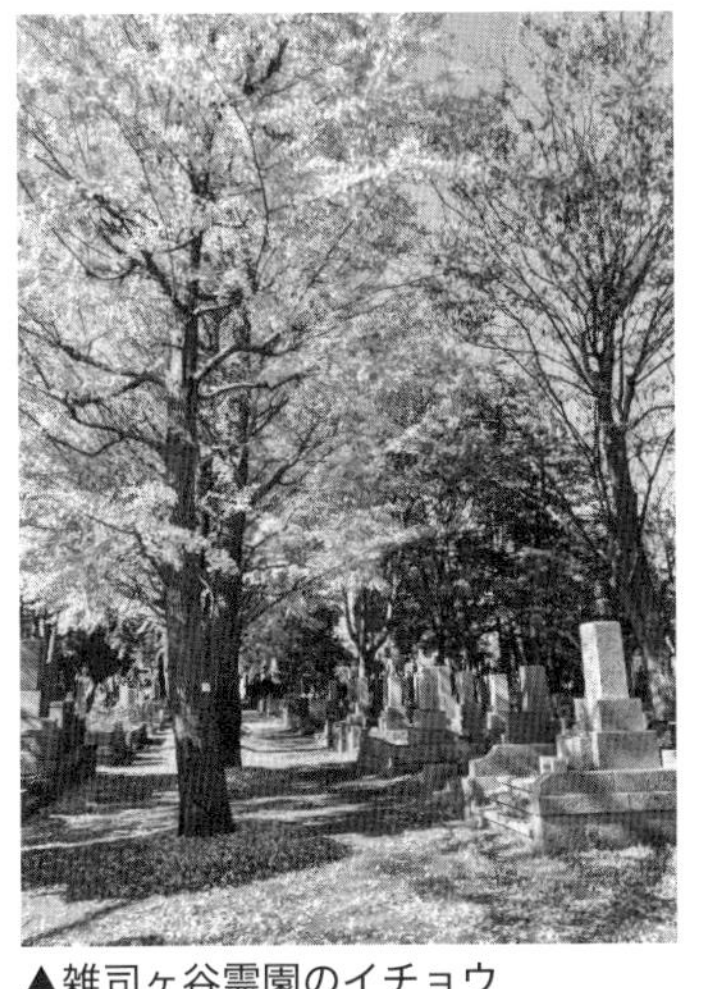
▲雑司ヶ谷霊園のイチョウ

近くに住んでいるので散歩ルートの一つに過ぎないが、この時期には澄み切った青空にイチョウの黄色のコントラストが清々しく感じられ、都心にしては珍しく「晩秋」を感じさせてくれる場所である。

その東側に位置する護国寺の墓所と同様に、広大な敷地には著名人の墓が点在しているので、親族以外にも「墓探し」を目的に訪れている方々と

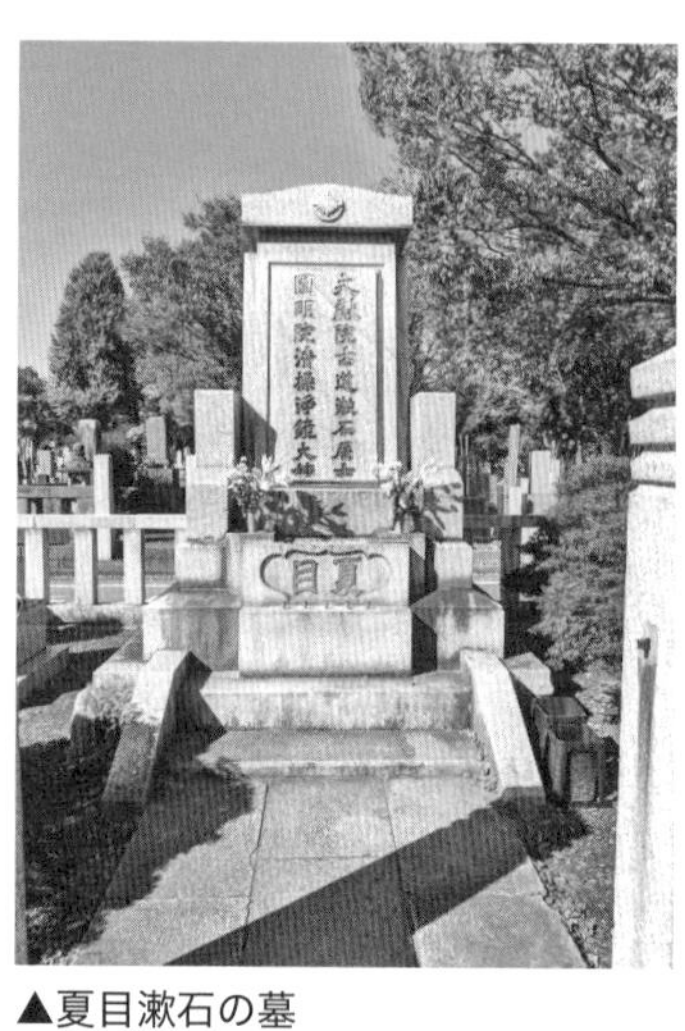

▲夏目漱石の墓

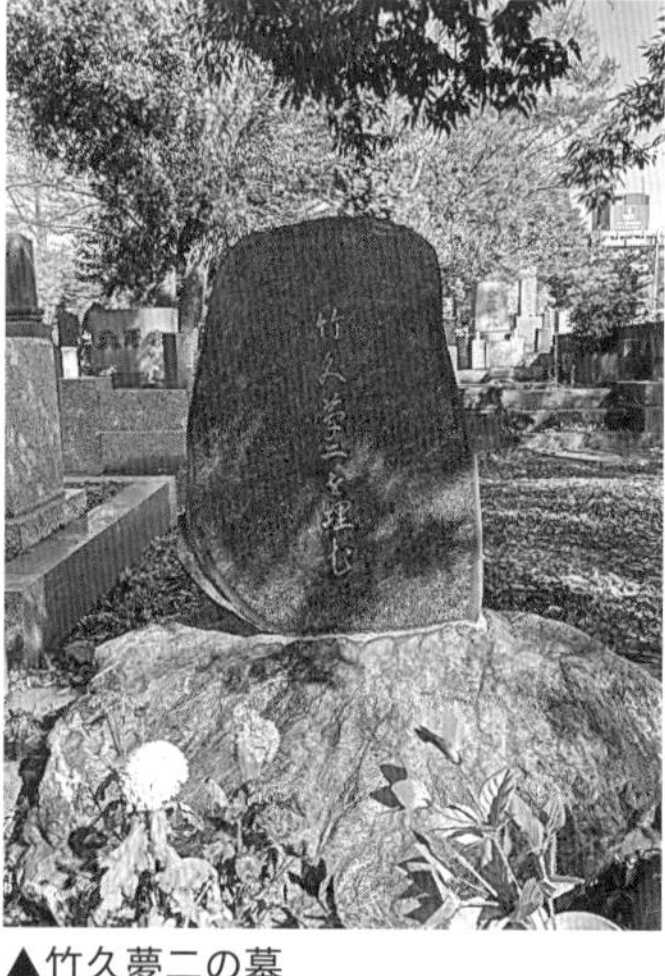

▲竹久夢二の墓

遭遇する。掲示板を参考にして注意深く探してみると、永井荷風、小泉八雲、ジョン万次郎、大川橋蔵などの墓を見出すことができる。とりわけ、夏目漱石の墓所は雑司ヶ谷霊園のほぼ中央に位置しているので見つけやすく、その構えは「見事」の一言に尽きる。（写真右）

それに比べると墓自体は小ぶりだが、「竹久夢二を埋む」と書かれてある墓はなかなか風情がある。（写真左）この墓の前をいつ通りかかっても季節の花が供えられている。著名人の墓巡りをする「墓女（ハカジョ）」の仕業なのか？　それとも熱烈な夢二ファンからの供え物か？

＊＊＊

墓地を一人で散策していると、青春時代の甘酸っぱさが漂う懐かしの映画「小さな恋のメロディ」（一九七一年、昭和四十六年）の一場面を思い出した。ビー・ジーズの「若葉のころ」がバックに流れる初デートの場面は、若葉茂れる墓地。十一歳である主人公のダニエルとメロディには、似つかわしくないデート場所だが、そこで五十年連れ添い幸せを全うした夫婦の墓碑を見つける。
メロディはダニエルに問う――「五十年の幸福。あなたは五十年愛し続けられる？」
Fifty years happiness. How long is fifty years? Will you love me that long? I don't think you.
ダニエルは答える――「もちろんさ。もう一週間愛しているよ！」
Of course. I've loved you a whole week already.
日本でいえば小学校の高学年に当たるこの年齢で「五十年は無理」と考える現実的な女の子と、「一週間続いたのだから可能」と夢を語る男の子との考え方の違いがよく表れているが、当時の私には初々しい二人の会話の一部として記憶に残っているに過ぎなかった。
映画の中の墓地は、きちんと整備されたものではなく、それが却って「五十年」という歳月の長さを感じさせた。一方、当時十七歳であった自分に置き換えてみれば、この映画を見て既に「五十年」が経っているということはとりもなおさず、自分もそれだけ年を取り、そろそろ「あの世」も考えないといけない年齢になったという事か。

＊＊＊

映画に出てくる墓地に比べ、雑司ヶ谷霊園はちゃんと区割りがしてあって掃除がしっかりされている。とはいっても、長い間親族が訪れていなくて管理事務所が取り扱いに困っている墓や、お墓を解体して更地にしている「墓じまい」の区画も所々に見られる。少子高齢化や人口減少社会の影響がこういった形で表れているのであれば、少し複雑な気持ちになる。幸い、自分がいくべき場所は生まれ故郷に確保されてはいるが……。

折しも、元気と思っていた同級生の訃報が突然知らされた。いつも明るかった彼女も数年前から病魔に襲われていたようだ。自分の死期を悟って、家族始め関係者に思い残すことがないように、全て準備していたとの事。彼女なりのエンディングをアレンジして、旅立った事に多くの同級生が共感した。親世代だけでなく同年代の「死」が身近になっただけに、それぞれの心に重く深く残ったことだろう。

己の人生の仕舞い方に少し想いを馳せた……。

いやいや、毎日を大切に生きていくことにしばらくは集中しよう。それが無念を残しあの世に旅立たれた方々への手向けと信じているから。

Period
3
2022

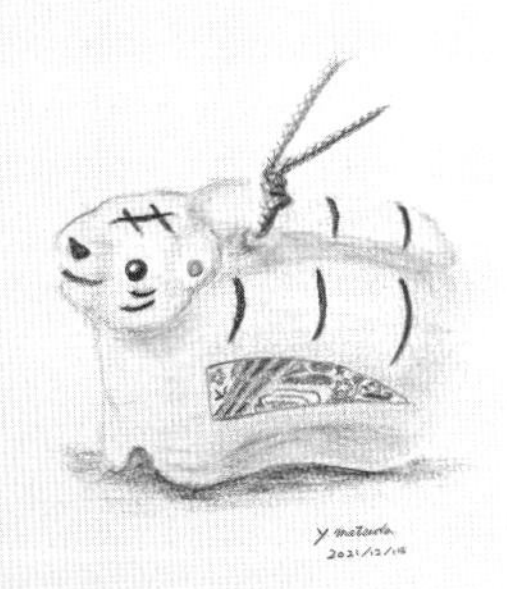

【日本の主な出来事】

・コロナ感染　1日10万人(2月5日)
・藤井竜王　最年少五冠(2月12日)
・北京五輪　冬季最多メダル(2月20日)
・知床観光船　沈没事故(4月23日)
・安倍晋三元首相　撃たれ死亡(7月8日)
・大谷翔平　二桁勝利二桁本塁打(8月9日)
・村上宗隆　56本塁打・三冠王(10月3日)
・円安ドル150円突破(10月20日)
・旧統一教会　政治問題化(11月22日)
・サッカーW杯日本16強(12月1日)

【世界の主な出来事】

・ロシア　ウクライナに侵攻(2月24日)
・原油急騰100ドル突破(2月24日)
・上海都市封鎖(3月28日)
・世界コロナ感染　6億人(8月26日)
・エリザベス女王　死去(9月8日)
・習近平　3期目(10月23日)
・マスク氏　ツイッター買収(10月27日)
・韓国雑踏事故158人死亡(10月29日)
・世界人口　80億人に(11月15日)
・カタール　W杯開催(11月20日)

Episode 3-1

「幸せの左富士」を見たことがありますか？（二〇二二年一月）

約一年振りに搭乗する飛行機には結構空席が目立っていた。いつもなら到着後に素早く移動ができるので、通路側を選ぶことが多いのだが、せっかくなので今回は窓側の席に座ることにした。

◆飛行機内から見る富士

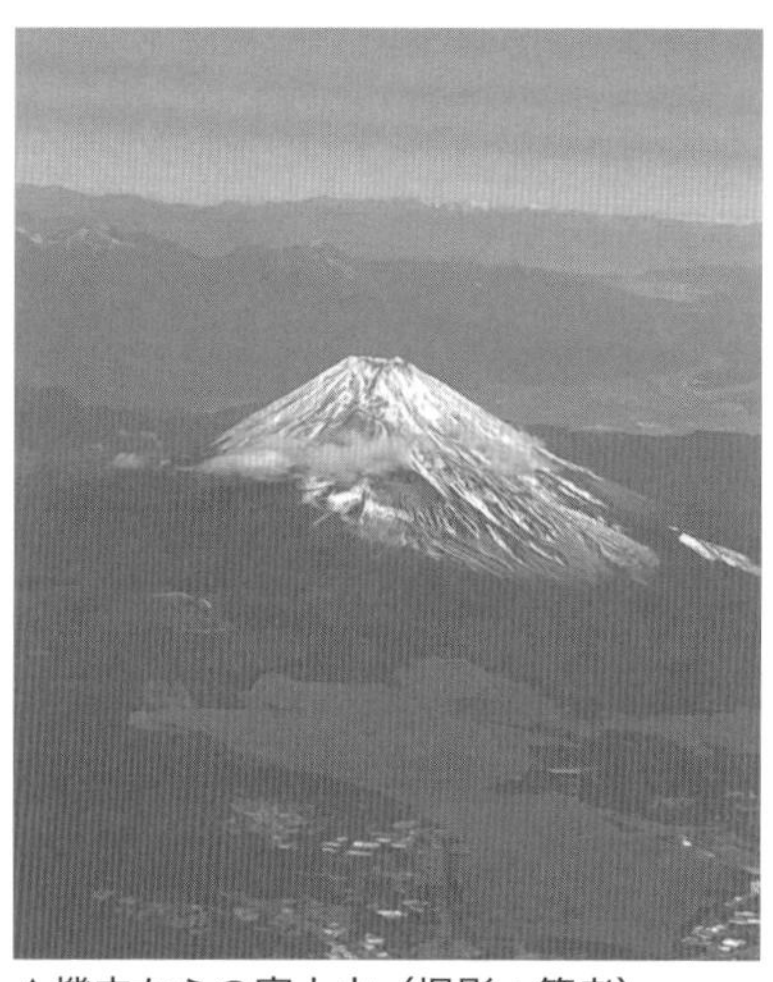

▲機内からの富士山（撮影：筆者）

〽あたまを雲の上に出し
四方の山を見下ろして
雷様を下に聞く
富士は日本一の山
（作詞／巖谷小波[*1] 作曲／不詳）

快晴に恵まれたせいか、雲がきれいに棚引いていて、その上に富士山の山頂を見ることができる。これ程きれいに撮れた写真は初めてである。

＊1 私の「Day by Day」シリーズ第三巻目から装幀を担当してもらっている巖谷純介さんは、この作詞家のお孫さんとのこと。嬉しいご縁である。

（写真）

誰もが知っているこの文部省唱歌の世界は、飛行機に乗って初めて実感できる。いい時代に生まれたものだ。

◆仰ぎ見る富士

コロナ禍の前までは、空いた時間を利用して旧東海道を少しずつ西に向かって歩いていた。ほとんど自分の足でしか歩けなかった江戸時代の旅人の気持ちを少しでも分かればと思ったことも動機の一つである。歩いていると、否が応にも、「富士山」を意識する。京に向かう道すがら、どこまで富士山の威容を見ることができるのか？と疑問が生じてきた。

これまでの歩きでは、江尻宿と府中宿（静岡市）の中間で、振り返れば遠くに富士山を確認できたが、さらに西に足を進めると、大井川を渡った直後の金谷宿でも見ることができた。葛飾北斎の代表作富嶽三十六景の中には「尾州不二見原」（名古屋市）があるが、その地で実際に富士山を見ることができないので、ここらあたりが限界なのだろうか？（後で詳しく調べてみると、平野部で見える最西部は愛知県の豊橋市とあった）

関東地方一円には、「富士見」、「富士見野」、「富士見台」、「富士見ヶ丘」など、富士山が見えることにちなんだ地名は多く、これらは富士山に対する民衆の「憧れ」の表れと思われる。ビルが立ち並んでいるため、都心の平坦地から「富士山」を見ることは容易ではなくなったが、それ

でも高いビルの窓から遠くに見える「富士山」の雄姿も都会ならではのものであり、現在の憧れの風景ではなかろうか？（写真）

実際の所、富士山は全国の東西南北、どこまで見えるものなのか？

富士山が100キロ以上、200キロ以上、300キロ以上の距離で見える場合、それぞれ、「遠望富士」、「超遠望富士」、「超超遠望富士」と呼ぶそうで、詳細な記録によれば、次のようである。

・最東端：千葉県　銚子市　約200キロ（超遠望富士）
・最西端：和歌山県　那智勝浦町の色川富士見峠　約323キロ（超超遠望富士）
・最南端：東京都　八丈島三原山　約271キロ（超遠望富士）
・最北端：福島県　花塚山　約308キロ（超超遠望富士）

山頂からの眺めを含んでいるとはいえ、想像をはるかに超えた遠方から、富士山が見えていることに改めて驚いた。さすが、日本一の高さを誇る単独峰の山である。

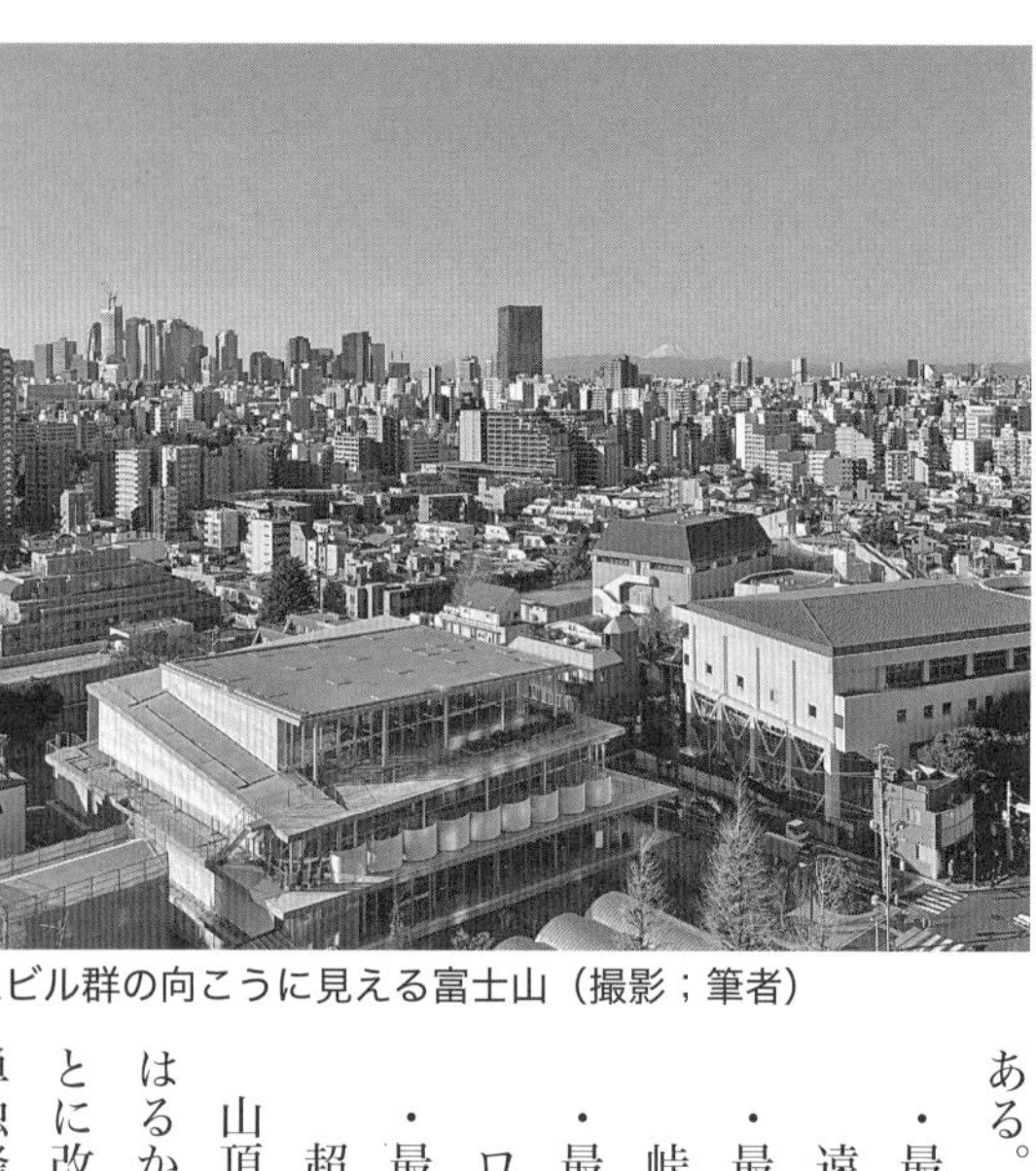
▲ビル群の向こうに見える富士山（撮影；筆者）

富士山の美しさにあやかって、全国各地にはご当地富士（郷土富士）が数多く点在しているので、それぞれの地域に住む人々の心の中に「富士山」がある。

私の場合——

生まれ故郷の山口県周南市では、四熊ガ岳（しくまがだけ）が「周防富士」といわれている。標高が504メートルしかなく比較的簡単に登ることができるので、子供の頃遠足などでよく登った記憶がある。「朝日に映ゆる小富士の嶺（ね）…」と、母校の校歌に謳われているように、故郷の先人達にはシンボル的存在だったのだろう。

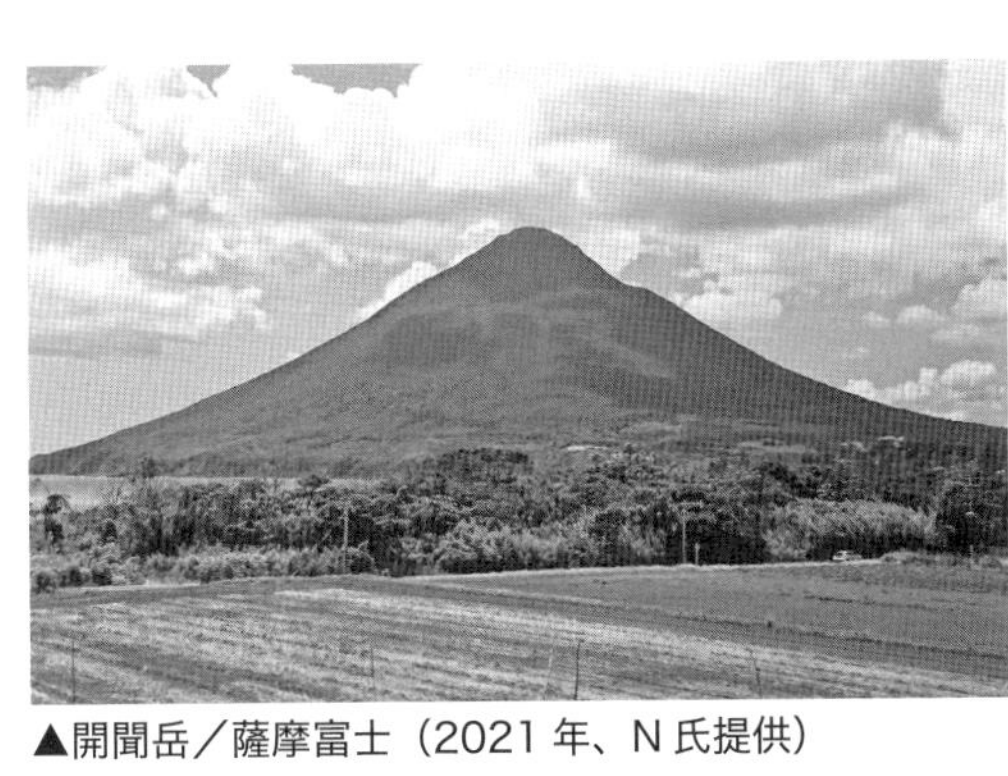

▲開聞岳／薩摩富士（2021年、N氏提供）

一方、長い間住んでいた鹿児島県には薩摩半島の南端に、「薩摩富士」と称される標高924メートルの開聞岳の美しい姿を見ることができる。（写真）

未だに噴火の絶えない男性的な「桜島」に比べ、こちらは稜線がきれいで女性的ともいえる。周囲に山がないため、南薩摩のほとんどの地域から円錐形の姿を見ることができるので、鹿児島のシンボル的存在である。

さらに、富士山には、「霊山」（神仏を祭った神聖な山）としてのシンボル的な側面もある。富士山信仰の一つである「富士講」の信者が、富士山に模して築いた塚を「富士塚」というそうだが、都内には何と百以上の「富士塚」が現存しているそうだ。文京区にある護国寺の境内にも

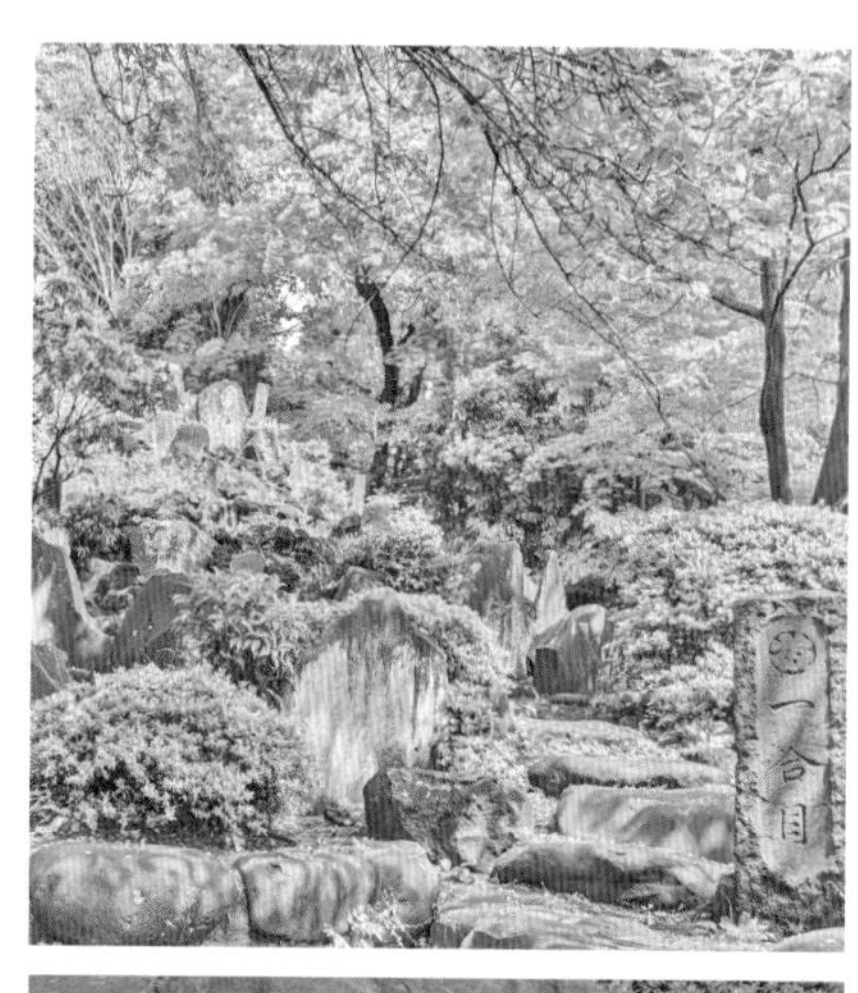

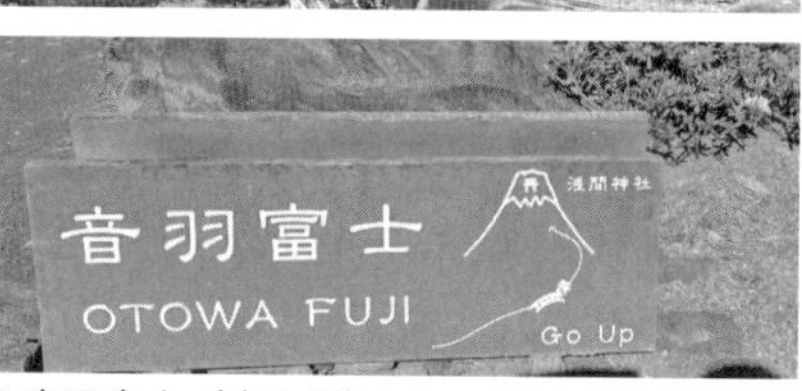

▲音羽富士（富士塚）

「音羽富士」と称する富士塚がある。（写真）「富士塚」と呼ばれるためには、（1）富士山の石でできている、（2）登ることができる、（3）山頂に浅間さまを祭っているという三つの条件が必要であるとのこと。確かに「音羽富士」には、これらの三条件が備わっていた。

◆新幹線車内から見る富士

ところで、「幸せの左富士」をご存じだろうか？

新幹線の山側に座ると、車窓から「富士は日本一の山」が文字通り実感できる。（次ページ写真右）東京から大阪に向かう新幹線に乗った時、静岡駅を過ぎるあたりで富士山が座席の視界から消えることに気付いた。一方、ほんの一瞬、海側の座席から窓越しに富士山が見える場所がある。（写真左）晴れていて視界良好な季節にしか見ることができないので、海側に座った時の座席から見える富士山は、安藤広重の有名な浮世絵「左富士」にあやかったためだろうか、「幸せ

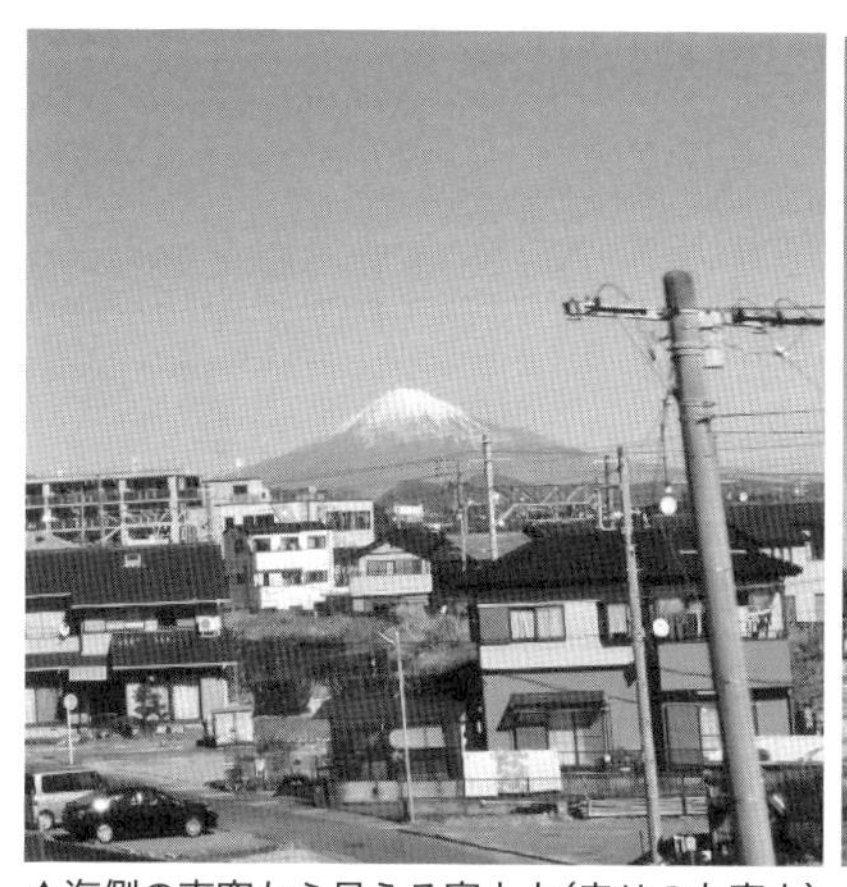

▲海側の車窓から見える富士山（幸せの左富士）

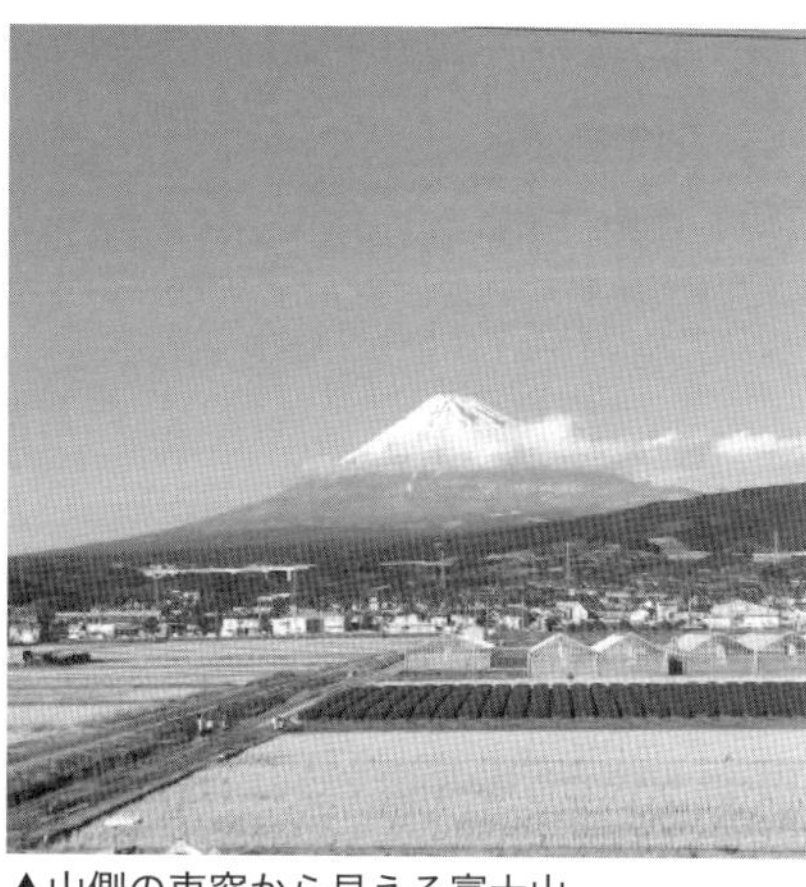

▲山側の車窓から見える富士山

の左富士」と呼ばれているそうだ。[*2]

都内から仕事や出張で西に向かう時、富士山が見えると何となくうまくいきそうな気がするし、「幸せの左富士」が見えると尚更そう思うのは、私流のゲン担ぎの一つである。

このように、富士山は様々な形でわれわれ日本人に元気を与えてくれ続けている。巷で囁かれている大噴火など起こさずに、今しばらくは静かに佇んでいてほしい。

そして、今年こそいい年になるように、初夢に「ふじの山」が出てくればいう事なし——そう願って令和四年の元日を終えた。

＊2 東海道を東から西に向かうと富士は右手に見えるが、吉原あたりでは左に見えるので左富士と呼ばれた。『歩いて旅する東海道』（山と渓谷社、二〇一五年）より

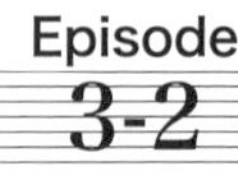

もっと褒めませんか？（二〇二二年二月）

コロナ禍が始まってまもなく二年が過ぎようとしている。日常の生活にはどのような変化があっただろうか。

それまでの日常とは全く違った新しいライフスタイルを模索しながら、毎日奮闘努力している日本人のまじめさと勤勉さを誇らしく思っている。ところが、マスコミの報道は不安を煽るばかりでうんざりする。

◆50例から75例の50％増加に意味あり？

例えば、新規患者数が50例から75例に増加した時、テレビでは「50％も増加しています！」と、このような低いレベルでの増加でも殊更に強調した報道をする。視聴者や読者の注意を惹くためだろう。ところが、1000例から1500例の増加も増加率でいえば同じ50％だが、重症度の意味合いは全然違うのである。

この違いを客観的に理解してもらうために、統計の世界ではごく一般的に使われている95％信頼区間（95％CI）の概念を紹介してみたい。

「信頼区間」とは、統計学で母集団の真の値が含まれることが、かなり確信（confident）できる数値範囲のことで、平均値や割合などの信頼性を表す値である。95％CIとは「繰り返し信頼区間を求めたときに95%の確率でこの範囲に真値が存在すること」を意味する。

もっとわかりやすく言えば、「その数字がどれだけ信用できるか?」とも言い換えられよう。そして、信頼区間の幅が少ない程、信頼できる数といえる。

これを前提に、両者の95%CIを計算してみると、前者の36%~64%に対して、後者は47%~53%となった。つまり、同じ50%でも、後者に比べて、前者のそれは信頼性が低いと言える。これはとりもなおさず、「少ない母集団の数を基に示された割合ほど、簡単に信じてはいけない」ことを明確に表している。[*3]

この二年間を振り返るにつけ、日本の感染者数・死者数が極めて低いレベルにあることが、これらの累計数をアメリカ、イギリス、フランスと比較してみるとよく分かる。感染者・死者は、約1/20にとどまっているのである。[*4]
ワクチン接種開始には少し出遅れたが、ロックダウンもせずに、為政者の要請だけでここまで低いレベルに抑え込められているのは、手洗い・うがい・マスクといった感染対策の三原則を守り、物事にまじめに取り組んでいる日本人だからではないのか?
報道する側に、「皆さんがしっかり頑張っておられるので、わが国は世界に比べて低いレベルに留まっています。このまま、気を緩めることなく感染対策をしっかり続けていきましょう」といったような国民の努力を労う枕詞はほとんどない。

為政者の「要請」は、これまでと同じ調子で、

＊3 出現率が同じなら、例数が四倍になると信頼区間が半分になる。つまり、例数が多いほどその数字の信頼性が増す。

＊4 二〇二一年十一月十九日までの累計（「COVID-19 Weekly Epidemiological Update (WHO)」より）
数字は順に、患者数・死者数・人口で、括弧は人口に対する比率。
1位　アメリカ
6007429（18・0%）
837594（0・25%）
3億3290万
4位　イギリス
14475192（21・2%）

二〇二一年
七月　勝負どころだと思っている、まさに今がヤマ場、この夏最後のステイホーム
八月　最後の我慢をお願いしたい、極めて大事な時期
九月　まさに今が踏ん張りどころ、今が本当に正念場、あともうひと踏ん張り
二〇二二年
一月　もうこれは首都直下型地震相当のもの

と続いている。一体、いつまでお願いし続けるのだろう？　いたずらに不安を煽るのではなく、もっと国民の努力を褒めてもいいのではありませんか？

◆減点主義から加点主義へ

戦後の長きにわたって、われわれは百点（満点）からスタートする「減点主義」で教育されてきた。教育者（上司）の尺度（期待値）に照らして、あそこがダメ、ここもダメ、と「指導を受ける側」のあら探しばかりをする。その結果、リスクをとってチャレンジする者はいなくなり、無気力で事なかれ主義が蔓延するようになり、低い目標設定の安定志向を模索するようになった。

臨床医学の教育においても、特に外科系では、瞬時の判断ミスによる危機的状況を回避するために、先輩医師の手技（てわざ）の伝達が主流であった。この種の徒弟制度は、経験論に裏打ち

150154（0・22％）
6820万
5位　フランス
11875607（21・2％）
122872（0・18％）
6540万
31位　日本
1764280（1・4％）
18399（0・01％）
1億2610万

されたもので、「減点主義」の一種とも言えるが、一定のレベルを保つという意味ではやむを得ない面もある。

一方、加点主義では、0点（ゼロ）をスタートに、ひたすら加点していく。教育を受ける側に立って、あそこがいい、ここもいい、と良いところだけをみていく。できない部分に目を向けるのではなく、個性や才能に注目し、それを引き出し伸ばすように支援する。いわゆる「ほめて育てる」風土では、自己肯定の下に、各々が自信を持って、高い目標にチャレンジするようになってくる。

ＩＣ（説明と同意）概念の浸透、訴訟一辺倒から医療補償制度の導入などの影響を受けて、医学教育も大きく様変わりしてきた。「チーム医療」を念頭に入れたシミュレーション教育が内科だけでなく、産科領域や救急領域でも花盛りである。そこでは、最低限の要求（minimal requirement）を満たすべく「減点主義」も残しながら、「良くできたね！」と褒める「加点主義」の精神を取り入れた実地トレーニング（on job training）なので、若い世代には人気がある。

◆習い事の先生は、褒め上手！

フルタイムでの勤務から解放され、仕事量が減ってきた分、七割程度の労力で臨床・研究・教育が続けられている。その結果、自由にできる時間が増えたが、さて、どうするか？

——若かった頃にできなかった事、苦手だった事に取り組んでみようとの思いに至った。「六十の手習い」[*5]を始めようと考えた次第である。

私にとってのそれは、絵を描くことだった。さりとて、本格的に水彩画や油絵を始めるにはあまりにもハードルが高すぎる。

ある日、カルチャー・スクールの案内チラシにある「始めてみよう！　色えんぴつ画」という文字が目に留まった。これなら、道具をたくさん準備する必要もないし、場所もさして取らないので、手軽に始められる！

思い切って電話して手続きを済ませ、教室に足を運ぶ。私以外の生徒さんは全て年配の女性で、出来上がった作品をチラ見すると、「敢えて習う必要がないのでは？」と思えるほどの出来栄えのものがほとんどであった。

これから始めていくことを少し躊躇ったが、講師の先生に「ゼロからのスタートである」ことを説明したところ、私の気持ちを察してくれた。

先生はモチーフごとに作画のポイントを丁寧に教えてくれる。そのお陰で、少しずつ自信がついてきた。そうなれば、しめたもの

▲令和四年度の年賀状

*5 六十歳になって文字を習い始めること。学問や習い事をするのに年齢制限などなく、たとえ晩年に始めても遅すぎるということはないという意味が込められている。年をとってから習い事や学び事を始める（晩学）という意味で、「六十」は「七十」「八十」でもよい。（『故事ことわざ辞典』より）

で、物事は好循環に回っていくものだ。

一方、「書道」については、小さい時に習っていたが中断したため、少し心残りだった。何とかしたいと思っていたので、「かな書道」を始めることにした。

かくして、当初の目的でもあった手作りの年賀状を多くの方々に送ることができるようになった。

「六十の手習い」がうまくいくためには、「始めてみよう」と思う気持ちの準備以上に、「大丈夫。続けていきましょう！」と背中を押してくれるプラスアルファが必要である。

習い事の先生に共通していることは、やはり「加点主義」の立場に立った指導方法である。少しでも良いと思える点を探して、褒めてくれる。趣味の世界だからと言ってしまえばそれまでだが、少なくとも叱られることはない。

いくつになっても、褒められると悪い気はしないものである。

Episode 3-3

「戦争を知らない子供たち」だったのに（二〇二二年三月）

二〇二二年（令和四年）二月二十四日、大方の予想に反した突然のロシアによるウクライナ侵攻は、世界中を震撼させ、われわれを得体のしれない不安と恐怖に陥れてしまった。

一八六八年（明治元年）から百五十四年経った二〇二二年（令和四年）。驚くことに、明治改元から第二次世界大戦の終戦までと、終戦後から現在までがそれぞれ七十七年で同じ長さなのである。終戦までを近・現代史の前半とするならば、この時期の尊い犠牲の上で、その後半に生まれたわれわれの世代が平和を享受できている事実を忘れてはならない。

◆「戦争を知らない子供たち」だったのに

〽戦争が終わって　僕らは生まれた
戦争を知らずに　僕らは育った
大人になって　歩き始める
平和の歌を　口ずさみながら
僕らの名前を　覚えてほしい
戦争を知らない子供たちさ
（作詞／北山修　作曲／杉田二郎）

おそらくわが国の反戦歌[*6]として一番知られているこの歌が流行った一九七〇年（昭和四十五年）に、私は高校生になった。戦争を知らない世代のど真ん中である。

もっとも、第二次大戦後も世界各地で紛争は絶え間なく続いてきた。

*6 私が知る主な反戦歌
「戦争は知らない」（一九六八年、ザ・フォーククルセダーズ）
「愛する人に歌わせないで」（一九六八年、森山良子）

一九五〇年代の朝鮮動乱や一九六〇年代のベトナム戦争は大規模でアジアの紛争であったものの、自分がまだ幼かったせいもあり、「白黒の映像」としてしか記憶に残っていない。一方、一九八〇年代のアフガニスタン侵攻や一九九〇年代初めの湾岸戦争はカラー映像で伝えられたが、紛争地域と心理的な距離が遠かったので、脅威が迫っているという切迫感はさほど大きくなかった。

だが、今回は違う。テレビに映し出される生々しい映像の向こうに、確実に住む場所を失い、生命の危険に晒されている市民の有様が容易に想像できるので、この種のテレビ報道には辟易している。加えて、現地の民間人らがスマホなどからSNSに投稿し、リアルタイムで色々な画像が流れてくるが、フェイク・ニュースも少なからず含まれているようで、憂鬱な気分を一層助長させられている。

二年前に始まった新型コロナウイルス感染症は、人や物の交流を分断させ、孤立させたという点では戦争の疑似体験だったかもしれない。ワクチン接種が進み治療薬も開発されてきたので、ようやくコロナ禍から脱出し、これから以前の生活に戻れるという「光」が見えてきた矢先で「ウクライナ侵攻」が始まったので、あらゆる意味で最悪のタイミングとしかいいようがない。

戦況は日々変わっているので、予断を許さないが、少なくとも日本人の「平和ボケ」を目覚めさせてくれたのではないか？　自分の愛国心も増す一方である。この国を穢されてなるものか――為政者の皆さん、もっと「国防」に力を入れてください！

西側の主要諸国主導による厳しい経済制裁によって、わが国も被るであろう物価高や品不足は享受するつもりである。祖国を追われた方々の悲しみに比べれば微々たるものである。

「基地さ」（一九七〇年、吉田拓郎）
「翼をください」（一九七一年、赤い鳥）
「あの人の手紙」（一九七二年、かぐや姫）
「最後のニュース」（一九八九年、井上陽水）
参考：「Where have all the flowers gone?　花はどこへ行った」（一九六二年、ピーター・ポール＆マリー）～おそらく世界で一番有名な反戦歌～

◆桜と、ひまわりと、平和への想い

桜の開花が年々早くなっている。

三月の最終週に、散策ルートの一つになっている護国寺を訪ねてみた。

江戸時代からの風情が残されている名刹のこの寺と桜が実によくマッチしている。遠い昔にタイムスリップしたようで、「鬼平」[*7]がすぐにも現れて来そうなこの景色が私は好きだ。（写真）

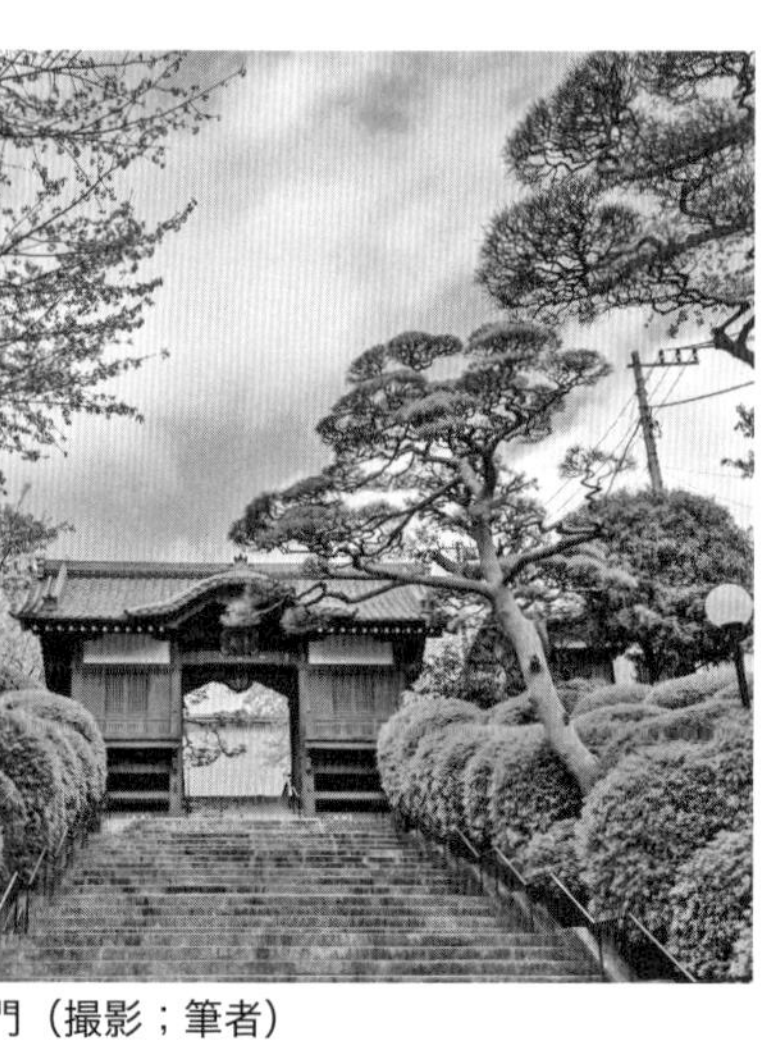

▲護国寺の山門（撮影；筆者）

蕾から一、二週間足らずであっという間に満開となり静かに散っていく桜を、日本人は「国花」として殊の外愛でている。桜が奏でる仲春の風景はいつまでも残っていて欲しいが、このような自然の素晴らしさを満喫できるのも、平和であってこそなのである。

一方、ウクライナの「国花」はひまわりである。戦争（反戦）映画の名作として名高い「ひまわり」[*8]の舞台がウクライナであったことを思い出した。

キーウ（キエフ）は、京都の姉妹都市と聞く。おそらく、ウクライナ人にとっては、日本人に

*7 池波正太郎の代表作『鬼平犯科帳』の主人公「長谷川平蔵」の愛称で、テレビドラマでは故中村吉右衛門が演じる「鬼平」が人気を博した。

*8 一九七〇年のイタリア映画で、主演はマルチェロ・マストロヤンニとソフィア・

鹿大生協25周年記念 "第6回虹の祭典"

映画会

と き：11月8日㊏・9日㊐
ところ：名 画 座
料 金：前売 250円 当日 組合員・学生以下 250円 一 般 400円

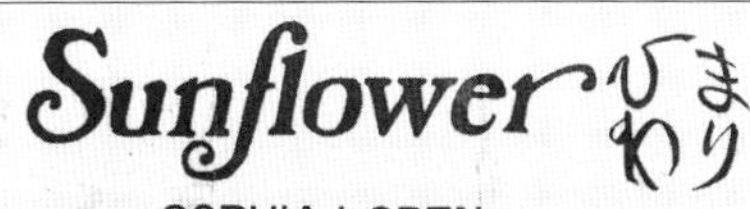

SOPHIA LOREN
MARCELLO MASTROIANNI
LUDMILA SAVELYEVA
DIRECTED BY
VITTORIO DE SICA

▲大学の生協企画で催された映画会のチケット（1975年）

とっての京都のように心の故郷なのだろう。キーウも含め、国内のあちこちにある豊かな大自然が、無慈悲に破壊されている彼らの悲しみはいかばかりか想像するに余りある。

＊＊＊

神田川の川面を流れていく桜の花筏を見ながら、「……今の私に残っているのは、涙をこらえて歌うことだけさ」（「戦争を知らない子供たち」の二番の歌詞）と後追いしながら、この反戦歌を久しぶりに聞いている。

映画「ひまわり」を初めて見たのは、二十歳を過ぎたばかりの頃だった。（写真上）

こちらも平和だったからこそ完成した映画で、画面一杯を覆い尽くすひまわりと主人公の絶望が見事に対比されていたくらいの感想しか持ちえなかった。当時は、ひまわり畑の下には多くの戦死者が無数に眠っていたという事も知らなかったのである。

ウクライナが大変な思いをしている今だからこそ、もう一度観てみたい映画である。

ローレン。結婚していた夫婦が、戦争によって引き裂かれ、終戦後苦労して探し当てたものの男は既に別の女性と結婚していた。その女性の許しを得て、今度は男が探しに行くが、彼女も別の男性と結婚していたという何とも悲しい物語である。

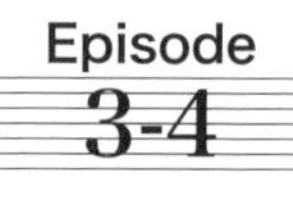

ダ・ヴィンチの手稿を模写する（二〇二二年五月）

絵画教室の先生から、画題としてレオナルド・ダ・ヴィンチの手稿が渡された。

◆ダ・ヴィンチの手稿

渡された画題は「大天使ガブリエルの百合 ～ 花をつけた一茎の百合」（ウィンザー王室図書館蔵）（写真右）で、デッサンの習作としてよく使われるとのことだが、私にとっては、初めての情報であった。

先生からは「茎を対角線に沿って描き、ユリの花の塊は扇状のアウトラインを意識して描いてみてください」とアドバイスされる。早速、無心になって約四時間鉛筆を動かし続けて、作品を完成させた。出来上がった作品（写真左）を先生にみてもらったところ、「丹念に描かれていますね」と、暖かいコメントを頂いた。

褒められて嬉しくなった気分も手伝って、これまでは偉大過ぎて詳しく知ろうともしなかった「万能の天才~レオナルド・ダ・ヴィンチ（一四五二~一五一九）」についてちょっと調べてみようと思った。

手始めは「手稿」である。初めて聞く言葉だったので、調べてみると、「Codex（手稿）とは、

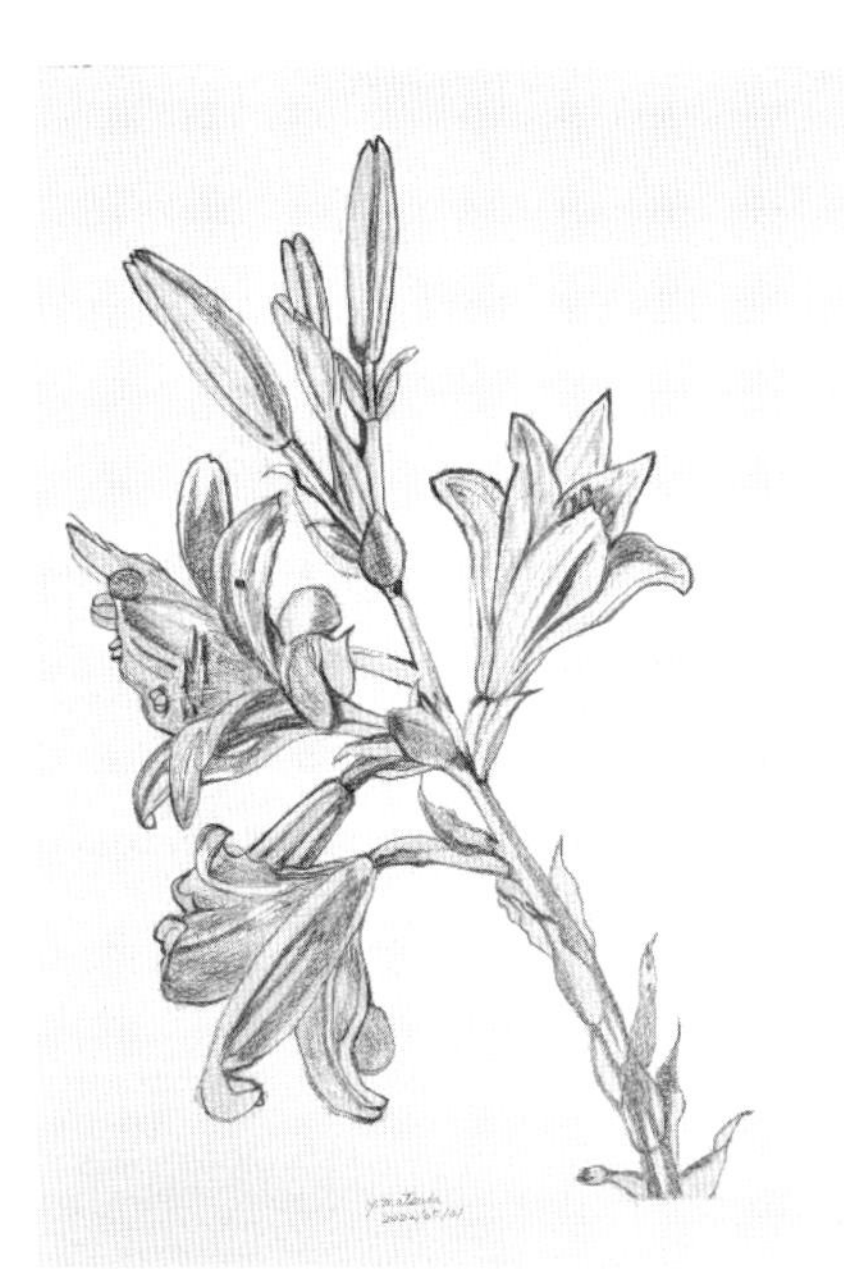

▲筆者によるその模写

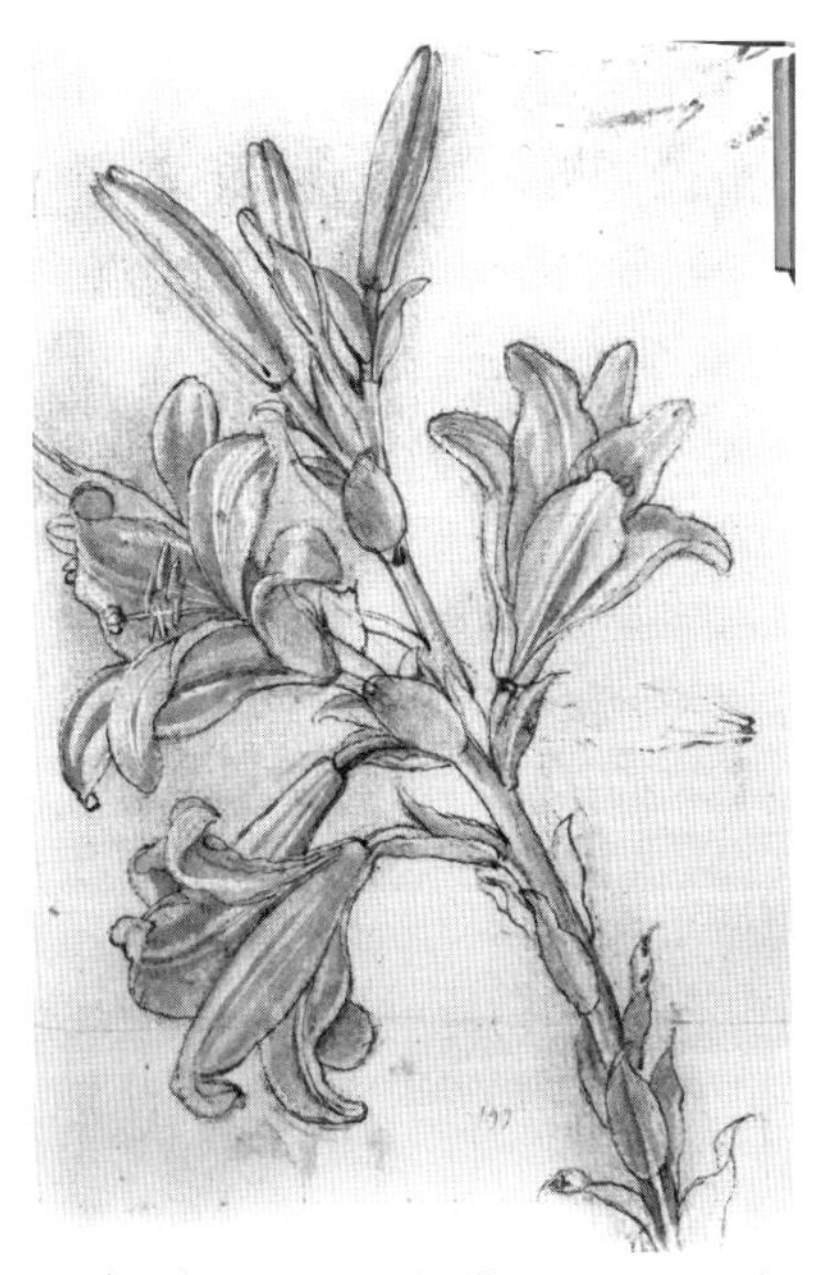

▲ダ・ヴィンチの手稿（『レオナルド・ダ・ヴィンチ 1452-1519 年／全絵画作品・素描集』タッシェン・ジャパン、2007 年より）

レオナルド・ダ・ヴィンチが遺した五千枚を越えるノートやスケッチのことである。彼がアイデア、スケッチ、観察結果、設計、計算、試験結果などを記したものが含まれていて、その内容は飛行機、戦争機械、都市計画、人体解剖学、光学、音響、水力学など多岐にわたっている」とあった。さらに、「レオナルドの死後、レスター手稿、アトランティコ手稿、ウィンザー手稿、パリ手稿などに分けられ、現在に至っている」とも書かれていた（Hアンナ・スー編、森田義之・小林もり子訳『レオナルド・ダ・ヴィンチ―天才の素描と手稿』西村書店、二〇一二年)。なんと、ビル・ゲイツがその中の一つである「レスター手稿」を一九九四年に三千万ドル(当時のレートで約28億4000万円)で購入したが、彼には年に一回だけ世界のどこかでこの手稿を一般公開する義務があるそうである。

「モナ・リザ」や「最後の晩餐」はあまりにも有名で誰もが知っているが、それらを含めダ・ヴィンチの作品として認められる真作は、現在十一点しか存在していないそうなので、「手稿」とは完成に至らなかったメモ(下絵)程度のものなのか? とも訝ったが、全く私の勉強不足だった。

◆子宮内胎児の手稿

そういえば、医学雑誌に掲載されていた人体の詳細な素描を思い出した。ダ・ヴィンチは、約三十体の人体を解剖したそうで、緻密な観察から、史上初の正確な人体解剖図を描いた。それは、データに基づいたサイエンスであるとともに、美しいアートであり、これらの融合による大きな可能性を証明している。のちに、「美術解剖学[*9]」を体験するミケランジェロやオーギュスト・ロダンらの先駆者的な役割を果たしたのだ。

十数年前に、わが国の産科の歴史を調べたことがある。

賀川玄悦は、一七〇〇年(元禄十三年)に近江国彦根に生まれた。ほぼ独学で医学を学び、産科医として多くの臨床経験を積む中で、母体救命の目的で死産児娩出用の鉗子(鉄鉤)を発明し

*9 視覚芸術のための解剖学教育のことで、医学の解剖学から派生した応用解剖学の一つ。「解剖学の知識を医学に用いれば医学の解剖学」であり、「美術作品に用いれば美術解剖学」ともいえる。

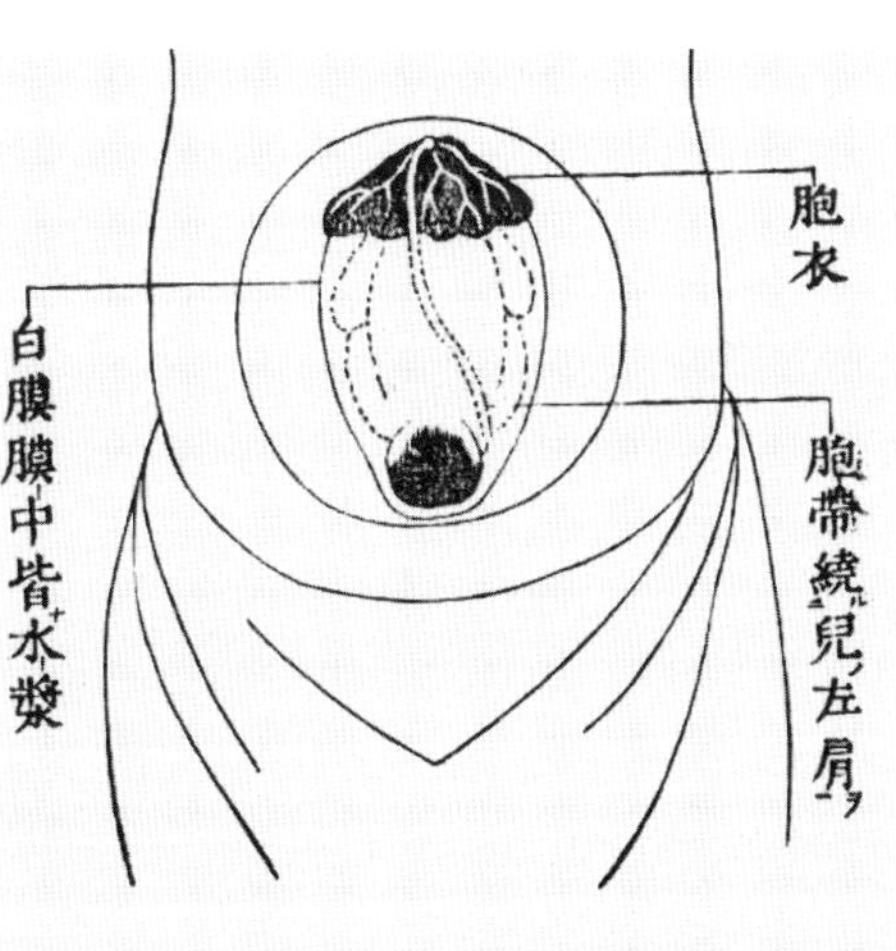

賀川玄悦の「産論」に描かれている胎児[*10]（杉立義一『お産の歴史―縄文時代から現代まで』集英社新書、2002 年より）

ているが、最も偉大な功績は「正常胎位の発見」である。この時代までは洋の東西を問わず、胎児の頭は上方に位置していて、分娩間際になってから回転して頭を下に向けると信じられていた。彼は、集大成として一七六五年（六十六歳）に『産論』全四巻を出版した。この中で、「たいてい妊娠五か月以後になると胎児の大きさはウリぐらいであり、必ず頭を下にする（上臀下首）。その後は頭を恥骨結合の上端に当てている。そもそも臨月の胎児の大きさと子宮の広さを考えると、回転とか転身とかすれば子宮は破裂してしまうだろう」という趣旨の記述をしている（図）。世界的には、スコットランドの産科医ウイリアム・スメリが著書（一七五四年）の中で正常胎位を最初に記載したとされている。確かに『産論』出版の十一年前であるが、玄悦はその約二十年前から真の胎位を知っていたことと、スメリの本が日本に入ってきたのが一七七〇年頃と推定されることから、玄悦が独自に発見していたのだろうと推測される。

一方、ダ・ヴィンチによる「子宮の中の胎児の素描」は、一五一〇年から一五一三年に制作された作品で、ウィンザー城王立図書館に所蔵されている。その当時、子宮は双子を妊娠した時に

＊10 胞衣は胎盤で、胞帯は臍帯のこと

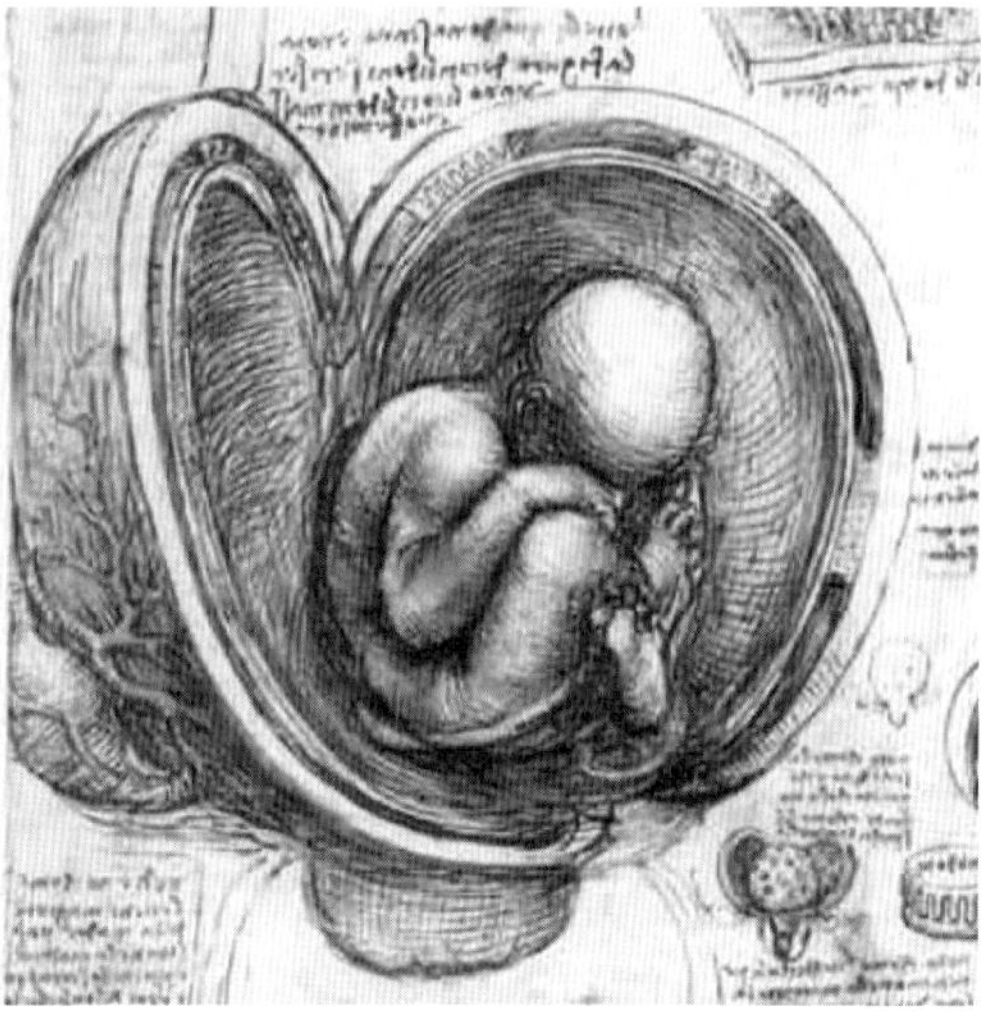

▲ダ・ヴィンチによる「子宮の中の胎児の素描」（『レオナルド・ダ・ヴィンチ 1452-1519年／全絵画作品・素描集』タッシェン・ジャパン、2007年より）

備えて二つの部屋に分かれていると考えられていたが、ダ・ヴィンチは解剖の結果に従って一つの部屋だけを持つ子宮を正しく素描した。彼は解剖学者のマルカントニオ・デラ・トッレの助力を得て発生学を研究しており、その一環として亡くなった妊婦の中にいた胎児をこのようにスケッチとして残した。確かに頭が上になっている（写真）。現代の知識からすれば、妊娠後期ではなく、比較的早い時期での解剖だったのであろう。とはいっても、描写が圧倒的に細密なのは比べれば明らかである。

◆天才が残した数々の名言

こうなると、ビル・ゲイツに「当時地球上で知られていたことをほぼすべて理解する寸前までいっていた」と言わしめた不世出の大天才には様々な名言が残っているはずと思って、色々調べてみると、芸術、建築、科学など非常に幅広い分野で数々の業績を残しているので、確かに多くの名言が残されていた。

やはり、芸術家としての目を通した「人間はやり通す力があるかないかによってのみ、称賛または非難に値する」、「私の仕事は、他人の言葉よりも自分の経験から引き出される。経験こそ立派な先生だ」、「シンプルさは究極の洗練である」などの至言は、ストンと腑に落ちる。

当然のことながら、多くの名言はいくつかのジャンルに分類されている。

「人生に迷った時の名言」からいくつかを抜粋してみる。

・人生には二つの瞬間しかない。ひとつは「ああ、この世界は美しい」と思う瞬間で、もうひとつは「ああ、自分は何もわからない」と思う瞬間だ
・自分の判断以上に自分を欺くものはない
・友人は陰で咎めて、表で褒めよ
・失敗という名の経験は、成功という名の勝利を引き寄せる鍵だ
・人生とは、前へ進むための勇気と、懸命に歩み続けることである

(マイケル・ジェルバート著、横田真理子訳『ダ・ヴィンチ 知と技の秘密』日本放送出版協会、二〇〇一年より)

「すべては、すべてから来る。すべては、すべてから創られ、すべては、すべてに戻っていく。すべては、すべてに包み込まれる」——ダ・ヴィンチが自然や宇宙の法則について考える中で、すべての現象や事物が相互に関連し合っているという考え方を表現するために用いられた言葉の

一つだが、私のエッセイにいつも的確なコメントをしてくれる文系の友人に、この言葉を紹介したところ、「すべて」を「エネルギー」に置き換えればよく理解できるとの返事だった。万能の天才であるが故に、『ダ・ヴィンチ・コード[*11]』のように何か別の意味も隠されていないかを、自分なりに考え始めたところである。

ダ・ヴィンチは好奇心を持ち、得た情報や考察の過程を記録し、夢を諦めることなく挑戦し続けた。これらは誰にでもできることだ。その先に、ダ・ヴィンチは偉大な功績を得た訳だが、私たちもその姿勢を参考にすれば、そのうち何かしらの道が拓けるかもしれない……かな？

今まで、多芸に秀でたとんでもない偉人という程度の認識でしかなかった。偉大過ぎる故に、別世界の存在であったダ・ヴィンチが身近に感じられてきた。これも「絵を描く」という新しいチャレンジを始めた結果、新たに生まれた副次効果の一つであろう。

---

*11 レオナルド・ダ・ヴィンチの作品であるウィトルウィウス人体図、モナ・リザ、岩窟の聖母マリア、最後の晩餐の謎に始まり、多くの流説を結び付けた内容を書いた推理小説でダン・ブラウンが二〇〇三年に発表し、映画も大ヒットした。

Episode
3-5

肩の痛みは、五十肩が原因ではなかった！（二〇二二年六月）

還暦を過ぎた五、六年前から右肩を上げにくい、痛みが伴うといった症状が出てきた。

◆「診断」がつくまで

いわゆる四十肩あるいは五十肩（肩関節周囲炎）はそれまで経験していなかったので、ついに来たか！　とたかをくくっていた。「痛みは突然やってくるが、いつの間にか消えるものだよ」と、多くの経験者の言葉を信じている自分もいた。知り合いの理学療法士から、前屈みの悪い姿勢を指摘され、その矯正と簡単なリハビリの方法を聞いたが、整形外科医による正式な診察は受けてこなかったのである。

ところが、いつまでたっても一向に良くならない。痛みが強い時に湿布を貼ることで対応してきたが、昨年秋頃から左肩にも同様の症状が出てきてしまった。ようやく、二月のある日、意を決して近くにある整形外科クリニックを受診することにした。

◆「診断」にようやくたどり着く

自分が一番心配していた「肩腱板断裂」ではないと言われ、これまで通りの対症療法を指示された。ところが、しばらくすると、寝返りした時にベッドに肩が当たると痛くなって目が覚める事が頻繁になってきた。痛みのスケール（最悪を「10」）で表現すれば、「7」程度なのだが、熟睡できない不安は、日に日に大きくなっていく。

一か月後、再びクリニックを受診することにした。診察を終える——肩の動きとそれに伴う痛みの評価に、X線所見とMRI所見（写真）を加えた結果、痛みの原因は「インピンジメント症候群[*12]」によるものであろう、と担当医から告げられた。初めて聞く病名であるが、要するに、「悪い姿勢が引き起こした骨のぶつかりによる肩の痛み」である。

「五十肩」と違って、時に痛みを伴うので両肩共に真横に上げるまでが大変だが、そこを過ぎると真上まですっと上がる。この症状こそが、「インピンジメント症候群」そのものだそうで、三月末になってようやく診断にたどり着いた訳である。

早速、その日からリハビリが始まった。担当の理学療法士からは、肩の後方にある筋肉群[*13]がコチコチに固まっていると指摘された。自分では触れにくい場所なので、今まで気づくことはなかったのだろう。彼が誘導する通りに手を目一杯後方に伸ばして触ってみると、確かに固くなっていて、指が入る隙間もない。この部位を揉み解すことが当面の目標となった。揉んでもらうと、指先まで温かく感じる一方で、痛みも共存する不思議な感覚だった。

終了間際には、自宅でもできるストレッチ法[*14]をいくつか教えてもらい、それらを毎日続けることにした。加えて、肩を動かす動作（パソコン、物書きなど）を終えるたびに、胸を張って肩甲骨の内側をさらに近づける動作を意識的に行うことも指示され、これらのストレッチが朝夕の日

*12 上腕骨頭が上方に変位しないように上腕骨頭を肩甲骨関節面に引き寄せる働きをしている筋肉の中心が、インナーマッスルの棘上筋である。この筋肉の筋力低下があると、上腕骨頭が上方に変位して肩甲骨の上方にある肩峰と上腕骨頭の間にある肩峰下滑液包や棘上筋がその間に挟まってインピンジ（衝突）し、炎症が起きる。

*13 インナーマッスル（肩関節腱板）：棘上筋、棘下筋、小円筋、肩甲下筋
アウターマッスル：三角筋、大胸筋、広背筋、僧帽筋など

*14 おじぎ運動、振り子運動、ぞうきんがけ挙上運動、壁を使った挙上運動など

課となった。

◆リハビリとストレッチに専念する

「痛みをコントロールし、和らげる」、「関節の動きを改善し、筋力を向上させる」そして、「姿勢や動作を改善させる」ことを「リハビリの最終目的にしましょう」と提案されて、その期間は約三か月と設定された。日々の変動はあるものの、痛みは徐々に減っていき、腕の挙上も割とスムーズにできるようになった。そして、三か月目に入る頃には、痛める前の8割（痛みのレベル

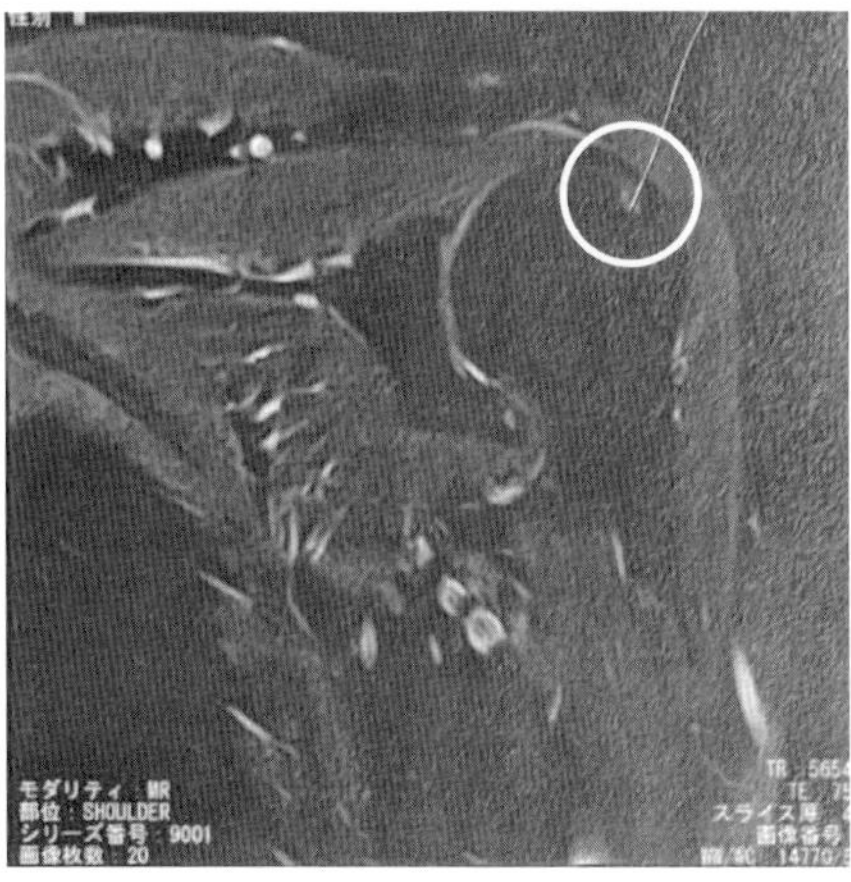

▲（上）肩周囲の筋肉と腱
　（下）私の MRI 所見
肩関節を取り囲む腱板断裂はない（上）が、上腕骨頭の上方変位によるインピンジメント（骨のぶつかり）、（写真下の○印）がみられる

では、2～3）程度まで回復したのではないかと実感できた。
また、数年前から続けているスポーツジムでの筋トレのメニューに、これまでは肩の痛みのため避けていた肩関節周辺の筋力強化をアウターマッスルも含めて徐々に入れていくように進言された。筋肉モリモリの状態は決して望んでいないが、上半身にかける負荷の重さが増えていくのが分かるのは嬉しいものである。

無意識のうちに半世紀近く続けてきた前屈みの姿勢と巻き肩（いわゆるインナーマッスルの強張りの原因）が一朝一夕に矯正できて、この頑固な肩の痛みが劇的に改善されるとは夢にも思っていない。デスクワークも徐々に減っていくだろうから、ぶり返さないよう日々の姿勢に気をつけていくしかない。一日も早く、できれば半年後にでも大した痛みを感じることなく、スムーズに肩が使えるようになればいいのだが。

加齢により、身体の至る所に老化現象が現れる――「トイレのために夜中に起きてしまう」、「文字が見えにくくなった」などなど。「加齢」から誰も逃れることができない。
その影響を最小限にするため、どうすればいいか？　いくつか考えてみる。
・「もう若くはない」ことをネガティブに考えず、今の自分を知る。
・予備力は確実に減っているので、全盛期の自分を忘れる。
・体のどこかに変調をきたせば、素人判断をせずに、専門家の意見を聞く。
（今回の場合も加齢による「筋力低下」が原因の一つだったので、医師の不養生と言えなくもないか（笑）……）
そうすることによって、これからも健康に過ごしていける期間が延ばせればいい！

Episode 3-6

夏休みの観察日記（二〇二二年七月）

還暦を過ぎてフルタイム勤務が終わった数年前から、毎日一万歩を目標にした「ブラブラ散歩」を続けている。

流石に夏の間は暑いので、昼間を避けて早朝の散歩に切り替えている。神田川の川べりを通った時、多くの人が集まっている光景に出くわした。そこは、ラジオ体操の集会場となっている公園だった。

休日の朝にラジオ体操をするのも悪くないと思い、家内を誘ったところ、「一緒にやってみよう」ということになり、その日は五回目であった。

◆幼虫セミの奮闘

「ラジオ体操第一」が始まる前に、羽化前の幼虫セミが地面で仰向けになっているのを年配のご

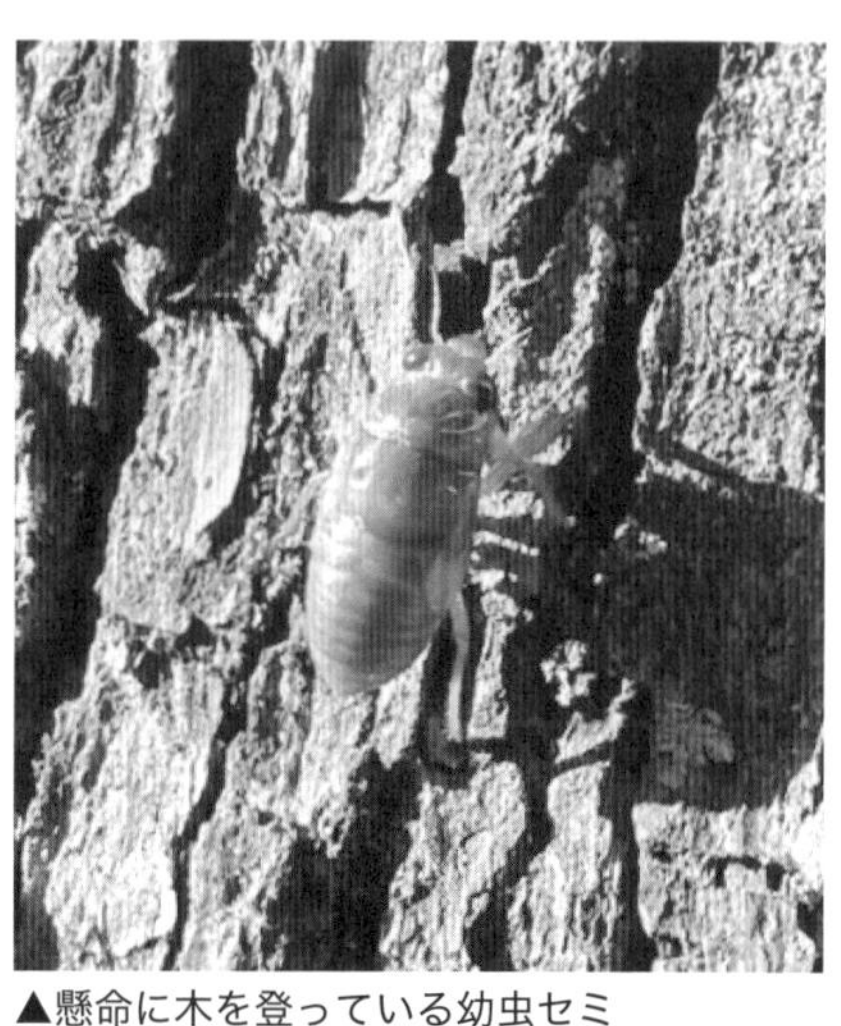
▲懸命に木を登っている幼虫セミ

婦人が見つけられ、どうしたらいいか困った様子。そこに、ラジオ体操の常連と思われる年配の男性が来られて、その幼虫セミを捕まえて、大木の幹にそっと置かれた。セミは懸命に登ろうとしている。羽化前の幼虫セミなんて、集まっている方々の誰も見たことがないのだろう。[*15] その中の数名が集まって、興味深そうにスマホで動画や写真を撮っている（写真）。私も懸命に動いているその姿を見て、なぜか応援したくなった。同じ大木の裏側には、別の成虫セミの抜け殻だけが残っていた。

そんな中、小学一、二年生と思われる男の子が虫捕り網を持ってやってきた。すると、少し年上の女の子が、懸命に「とっちゃダメ、とっちゃダメ」と制止している。そうこうするうち、「ラジオ体操第二」も終わって、参加者も三々五々解散となったが、私は何となく気になったので、数名の方と一緒にそのまま大木の近くにいることにした。幼虫セミはなおも上に向かって登り続けている。「早く、人の手の届かないところまで登ってくれ」と願っていると、男の子が同じ格好でまたやってきた。

今度は私が制止する番だ。長い間、生命誕生に関わっている思いも手伝って、「幼虫セミは生きているよ。しっかりと動いているのが分かるでしょう。今採っちゃダメだよ！」と注意した

＊15 セミの一生は短く、幼虫七年・成虫七日といわれている。幼虫の最終段階で地上に出てきてから羽化するが、外敵から身を守るために、夕暮れから暗いうちに約一時間かかって羽化するといわれている。

が、諦めようとしない。それればかりか、何と父親がやってきて、虫捕り網を持った男の子を抱きかかえて、採りやすいように助けている。そして、その子が振った虫捕り網のせいで、幼虫セミは木の幹から落とされてしまい、再び地面で仰向けになった。私は思わず父親に向かって「採っちゃダメでしょう。採るセミじゃないよ。一生懸命成虫になろうとしている幼虫セミだよ」と注意してしまった。すると、その父親は私と言葉を交わすこともなく、先に注意されてしょんぼりしている息子の所に行ってしまった（一対一ではなく、衆人の中での応対だったので、ご安心を）。

私はもう一度その幼虫セミ君を元の木の幹に置き、再び登っていくのを確認してからその場を後にした。帰りの道すがら、親子の気持ちを考えてみた。

・その場に集まっているほとんどの人が「じっと見守るように」と言っていて、しかも同じ年頃の子からも「採る行為」を注意されているのに、なぜ父親は息子を制止しなかったのか？
・地上に仰向けになったままであれば「死」を待つのみという事実を知らせるよりも、わが子におとずれた「昆虫採り」というチャンスの方を優先させたのか？
・ネットで検索すれば、セミの一生はすぐにヒットする。羽化前の幼虫セミを垣間見れた訳である。小さな子供に命の大切さを教える絶好の機会であることが分からなかったのか？

とても悲しかったが、ひょっとして四十歳前後と思われる父親も「命」の教育を受けてこなかったかもしれない。この一部始終をいつものＬＩＮＥ仲間に写真付きで伝えたところ、自分で撮影した羽化直後の写真を送ってきた方がおられた（写真）。この親子がこの写真を見ればどう感じるのだろうか？

小さな生物が懸命に生きている姿を見ることができた「喜び」が、その親子の行為で「怒り」に代わったが、その背景を推測すれば何となく「哀しさ」を感じた。とはいうものの、レアなものを観察できた「楽しみ」〜「喜怒哀楽」を短い時間で体験できた日となった。

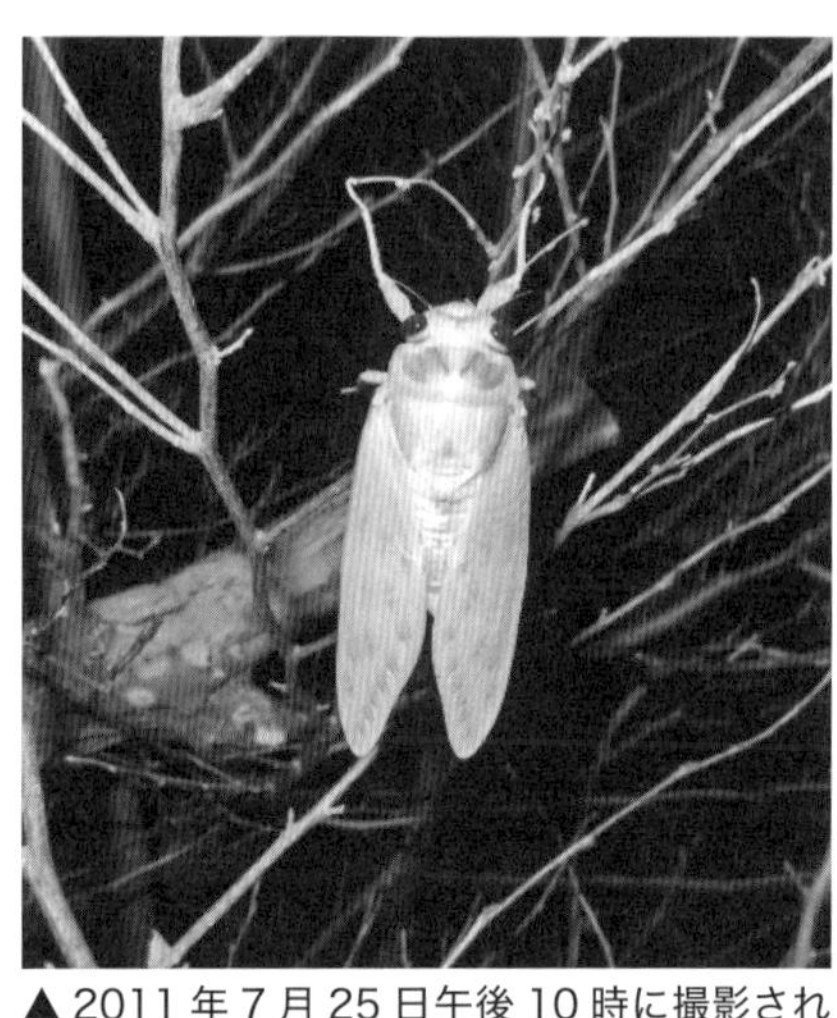

▲2011年7月25日午後10時に撮影された羽化直後のセミ（提供Ｓさん）

◆一週間後の続報

「朝のラジオ体操」、「羽化前の幼虫セミの健気な姿」、そして、「親子の不可解な行動」と三つのトピックが続いた。これらを「喜怒哀楽」で繋げるアイデアがすぐに頭に浮かんだので、一時間足らずでエッセイを書き上げることができた。エッセイを書き続けている人間としては、あっという間に出来上がったことが満足だった。夏休みという事もあり、タイトルを少し工夫して、三十代から七十代までの年齢層が幅広いいつもの仲間に配信した。

すると、七割以上の多くの方々からコメントが返ってきた。終わりが見えない新型コロナ感染症に、ロシアによるウクライナ侵攻が加わった最悪のタイミングなので、このショートエッセイが図らずも「命の教育の大切さ」を伝えることになったのだろうか？　返信の大部分は、羽化前の幼虫セミの生命力に驚く一方で、親子の行動を疑問視するものだった。

＊＊＊

主な意見は次のようなものである：

・蟬の羽化、神秘的ですよね。以前私も娘と蟬の抜け殻を集めていたところ、「中身がはいった抜け殻がある！」と言われ、見たら羽化前の幼虫でした。そのまま見守ってましたが、残念ながら強い日差しの中、十分ほどで息絶えてしまいました。おそらく明け方の羽化に失敗して、日中まで頑張ったけど、脱皮できなかったようです。娘はこの様子を夏休みの自由研究にしていました。一つのきっかけが命の大切さや生き物への興味となる貴重な経験を思い出しました。

・子育て真っ最中の頃、子供達の夏休みの自由研究の為に虫の命も沢山犠牲にしてきたと思いまして。大学から蟬の幼虫を採って来てリビングのカーテンにつかまらせ一晩中羽化の様子を子供達と写真をとりながら観察していました。羽化が終わった蟬は窓から飛び立っていきましたが。

・命の教育が手薄になっていますね。核家族化して生や死が身近に経験出来ないからでしょうか。蟬の儚い命に泣けます。オスとメスが出会うのも奇跡的ですね。

・子供より、むしろ、父親の方に危うさを感じます。一生懸命登ろうとするセミを温かく見守ることを子供に教えることもできない「不惑」世代。最近はやりの「非認知スキル」の欠如でしょうか……。
・切ない気持ちになりますね。このお父さんの対応で、子どもは学ぶことができるのに、残念ですね。
・きっとその親子は虫取りが目的だから、虫のその後の結末とか虫の一生がそれぞれどんなものか、そもそも想像力を働かせないし、働かないんでしょうね。なんで、採っちゃダメ、と注意されたのか、掘り下げてセミの一生が、生き物の命の儚さがわかるといいですね。
・無知からくるんでしょうね。お父さんはセミが何年も土にいてやっと出てきたことを知らなかったからと思いたいです。
・珍しいものを見ると、すぐ我が物にしようとする心理…誰もが抱く心理かもしれませんが、セミの一生を考え、その過程に感動があるということに気付けなかった…何とも哀しい出来事。
・生命を肌で感じられる貴重な体験を親子は逃してしまったのですね。とても残念ですね。学校やインターネットでは学べない感動や感情を学べたはずなのに、ですね。セミは先生がいたおかげで幸せでしたね。頑張ってセミくん!!

＊＊＊

「羽化前の幼虫後の儚い命が想像できれば、少なくともあの場面で子供を抱っこしてまでの父親の行動は理解しがたい」という事に要約される。

唯一、皮肉めいた意見を書いた方がおられた。

・「生命を慈しむ気持ち、大事だと思います。と、思いながらも、ゴキブリはほぼ無条件で殺してしまいます。[*16] 害虫駆除と同列に考えるべきではないと思いますが、一瞬矛盾を感じてしまいました」

その二日後、三十代の男性医師から、次のような返信が来た。

「僕は、その蟬の幼虫のために採ってはいけないという女の子の言い分もわかりますが、どちらかというと幼虫を観察している人々がいる中で、それを妨げる行為に対して採ってはいけないというのなら分かります。その幼虫を見守る観客がいなくなれば、たとえ羽化前であっても男の子に幼虫を捕まえる権利はあると考えます。捕まえた後にその幼虫が羽化するのか、羽化できずに死ぬのかを含めて少年にとって学びを与える可能性があると思います。少年の父親の社交性のなさは、彼の人生を小さなものにするんだろうと思い損をしていると感じました」

よくよく考えてみると、この意見で皆さんが納得できるのではなかろうか？

さらに数日後、小学三年生の子供さんを持つ後輩の女性医師から感想が届いた。

「エッセイを拝読しました。子供にも命の大切さを伝えようと文章を聞かせていましたら、私か

＊16「殺生はよくない」と仏教では説いているけれど、日常生活ではとても難しいので、私はせめて無用（不要）の殺生はすまいと心がけている。殺生が許される対象動物は、どこまでなのか？—なかなか難しい。ちなみに、熱心な仏教徒ではない少し年上の友人からの返信は、「私は四十歳以上になってからは、あらゆる殺生を一切禁じています」であった。

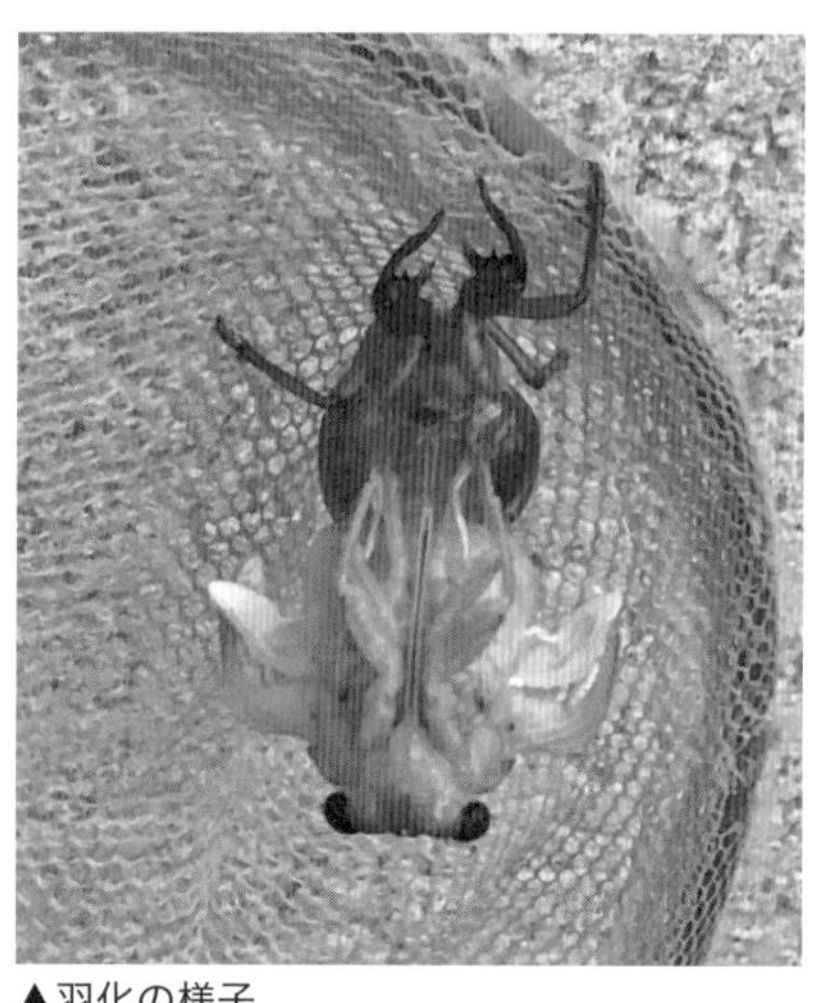
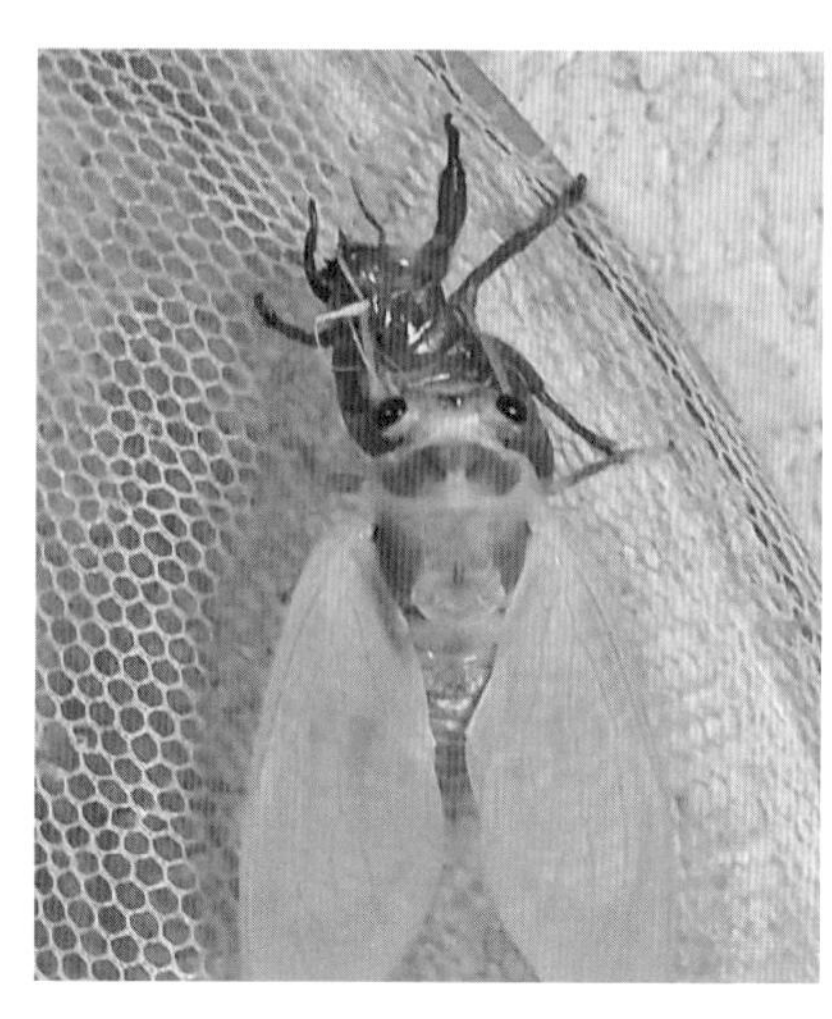
▲羽化の様子

ら言う前に、最低！　と言っていました。絶対に採っちゃだめ、僕だったら見守る、とその行為に激しく怒っていました。実は、そのことがきっかけだったらしく、今日まさにそのような状況で保護されたセミの幼虫の姿を近所の方々と観察している最中に、私は仕事から戻りました。慌ててその状態の写真を撮りましたので送りますね」

翌朝にはすでに見当たらなかったので、羽がお馴染みの色に変わった数時間後の真夜中に飛び立っていったのだろうと結ばれていた。

羽化の全過程についての詳細な画像が簡単に共有できるのも、スマホ時代だからである。そして、このように奇跡ともいえる限られた時間と、「生命の営み」を見守る人々の気持ちが合致すれば、「命の教育」は更に充実すると思われた。

＊＊＊

一週間後の同じ時刻、同じ公園に再び足を運んだ。同じように羽化前の幼虫セミが同じ大木の幹を登っている。件の年配女性が「これから人が集まってくるから、見つからないように、早く登ってね」とセミに声をかけていた……。

公園のあちこちから聞こえる、セミの鳴き声が少しずつ大きくなってきた。子供の頃の思い出が蘇る。あの頃よりも一段と暑くなった真夏の一日がまた始まる。

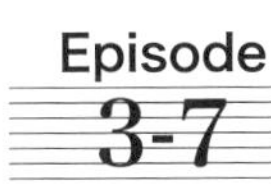
Episode 3-7

ある日のポリクリ指導（二〇二二年十月）

ポリクリとは、医学部在学中の五、六年生（大学によっては四年生から）時に、実際に病院の各診療科を回って行われる臨床実習の通称で、ドイツ語の Poliklinik（ポリクリニック）からきているといわれている。

◆医学臨床実習

大学病院に行ったことがあれば、たくさんの診療科がある事をお分かり頂けると思うが、それらの科をおよそ一年かけてローテーションを組んで順番に回っていく。それぞれの診療科において、「実習生」として現場に立って、「指導教員」である医師の指導を受けながら、実際に患者さんに接し、基本的な技能や、現場での考え方や、医師としての振舞い方などをみっちりと学ぶ。

このスタイルは、私が医学生であった四十年以上も前と同じだが、臨床実習に参加できる前のハードルは数段高くなっている。今では、四年生までの間で「共用試験[*17]」という試験を受けるために猛勉強をしなくてはならない。医師になるためには避けては通れない実習であるが、診療科と自分の適合性を確認できるという利点もある。

新型コロナウイルス感染症の影響はここにも表れており、ポリクリ実習が制限されたために多くの医学部では学生教育に支障をきたした。

◆臨床実習指導の一日

産婦人科は内科や外科と違って、医学生が直接診察の手伝いをするにはハードルが少し高いので、彼らは診察手技の実践でなく私の診察を観察することになる。

妊婦さんが入室される。医学生の同席に関する説明を行い、その許可を取ったあと、「お変わりありませんか？　赤ちゃんはよく動いていますか？」の会話で診察は始まる。妊娠週数を確認し、その妊婦の症状やリスクなどの背景に応じた診察を一通り進めていく。[*18]医学生には、新鮮な光景に違いない。とりわけ、胎児の様子を映し出すエコー画像への関心は高い（写真）。「それでは、次は×週後にお越しください。お大事に」で、妊婦は退室される。

妊婦が退室した後に、その事例に関連した内容についての質疑応答という流れになる。昨今の

＊17　ＣＢＴとＯＳＣＥという二つの試験で構成され、それぞれに合格しないと「臨床実習」に行くことができない。ＣＢＴとは英検でもおなじみのコンピュータを用いて「知識を測る客観試験」のことで、ＯＳＣＥ（オスキーと呼ぶ）は患者役の方を相手にした「技能及び態度が一定の基準に到達しているか」を客観的に測る試験のこと。

＊18　妊娠の診断、週数の確認方法、母体の健康状態、妊婦特有の検査所見の読み方などを説明していくが、座学では決して学べない。

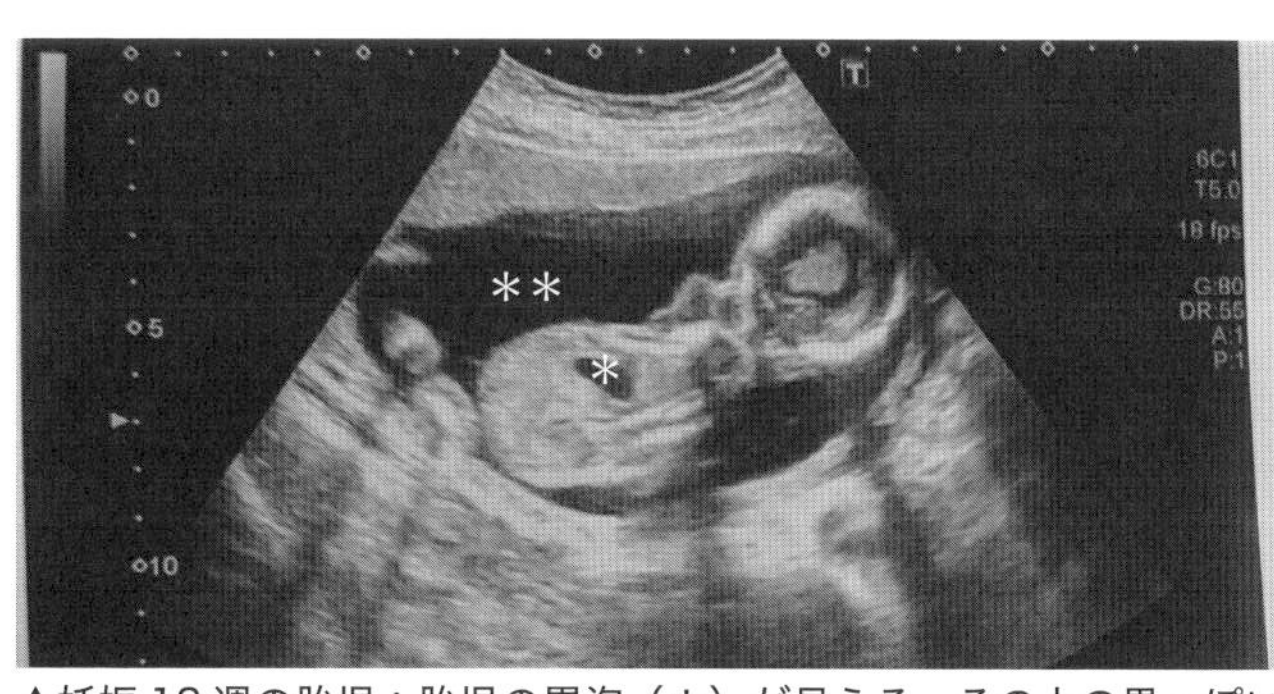

▲妊娠 18 週の胎児：胎児の胃泡（＊）が見える。その上の黒っぽい部分が羊水（＊＊）である。緊張している妊婦さんに、時に「井上陽水」と言うと、リラックスすることもある……

学生は、分厚い医学書持参ではなくiPadを片手にこちらの質問に答える。実にスマートであるが、私の質問に対し、直ぐに該当項目を検索して回答するのには少し辟易する。しかしながら、「なぜそうなる？」という病態生理を理解していない医学生が少なくないのは昔と変わっていないので、この点に質問を集中する。

医学的なリスクが少ない妊婦が大部分だからといって、彼女たちとの対話の重要性は少しも減ることはない。コミュケーションを心掛けながらの診察が基本なので、そこに医学生が同席している状況は予想以上に大変である。疲れるのが偽らざる気持ちだが、実習の機会が限られている医学生に少しでも「実地臨床」を経験してもらいたい一心で、続けている。

＊＊＊

昼食もそこそこに、当該班が集まっている講義室に駆けつける。外来診療に同席した学生以外とはこの時が初対面となる。皆、緊張しているようなので、アイスブレイキング[＊19]が必要だ。

＊19「固い氷解をこわす」ことを意味し、トレーニングを始めるにあたって、参加者、トレーナーおよびその間にある硬い雰囲気をほぐし、自由に自分から学ぼうとする規範をつくりやすくするための導入のことである。一般的には、参加者の不安や緊張を生産的な状況に向けようとする目的であり、不安に直面するのを避けるために使われるのではなく、脅威がより少ない環境を提供しようとする考え方に基づく。

ある班の事である――

午前中に診察した妊娠初期の妊婦で、つわり（妊娠悪阻）が続いている方がおられた。その場に海外生活が長い学生さんが同席していたので、「つわり」に関するジョークを、他の学生に英語で説明するよう伝えた所、見事にやってのけた。[*20] アイスブレイキングがうまくいったようなので、こうなればしめたもの。和気あいあいのうちに、長年行っている「胎児心拍数モニタリング」の講義を終えることができた。最後に、長年伝えてきた「医師になる素養〜人（間）が好きである、人（間）に興味がある、人のために苦労を厭わない」で締める。

◆医学生の感想

これまで、時にジョーク（医学ギャグ）を交えた講義内容でやってきた。独りよがりでもいけない。果たして今の学生達に理解してもらっているのか？　疑問点はないのか？　を確認するために、教務課に確認して、班のリーダーとメールをやり取りする許可を取る。

幸い、「丁寧で分かりやすい」「ユーモアやギャグが散りばめられていて面白い」「テンポ良く構成されてとても興味深い」などと、学生からの感想は概ね好意的で、少なくとも疑問に思う箇所がほとんどないことに安堵した。

中でもよかったのは、「産婦人科に苦手意識があり、これまでどのように勉強すれば良いか悩んでおりました。しかしながら、先日の講義を踏まえ少し足掛かりを得たような気がしていま

*20 正常妊娠では「つわり」だが、想像妊娠は「偽り」――という医学ギャグを英語にするとこうなる。
There once was a woman who wanted to get married to her partner. She decided that the only way she would be able to make that happen was if she conceived a child. One day, she miraculously got pregnant: her belly was round and she was constantly throwing up due to nausea. However, in reality, there was no baby in her stomach. In Japanese, morning sickness is called 'TSUWARI'. But this situation where she faked her pregnancy is called 'ITSUWARI'.

す。産婦人科だけの内容だけではなく、医師としてどうあるべきかという考えも併せてお話頂きとても貴重な機会となりました」「自分の頭を使って『なぜ?』を追求する重要さ、またはその面白さに改めて気付かされました。先生にしていただいた質問を通して、系統的に物事を考える必要性を学び、今一度自分の勉強法を見直そうと思いました」などのコメントは、教師冥利に尽きるというものである。

＊＊＊

あっという間に、四十歳以上も年の離れた世代に講義する年齢となった。教師としての究極の理想は、教え子が同じ道を志してくれることである。医学部では、卒業生の中から、同じ診療科に進んでくれた結果、どこかの学会場で出会う事がない訳ではない。幸運なことに、これまで同じ職場で一緒に働いた卒業生が数名いる。

もう少し続けてみるか……。

Episode 3-8
名城・古城を巡る（二〇二二年十一月）

城探訪の人気が根強いのは、テレビで繰り返し特集が組まれていることからも伺える。かくいう私も、若い頃から機会を見つけては、北の五稜郭から南の首里城まで、これまで五十近くの城を訪れてきた。

繰り返し訪れた城も多いが、その時の状況がみな違うので、その都度新たな発見があるので楽しい。

◆「天守」を有する名城

「現存天守」とは、徳川幕府の「一国一城令」や「武家諸法度」、明治政府の「廃城令」そして第二次世界大戦などを乗り越えた「天守」のことで、現在十二基しか残っていない。[*21] その中で、特に「国宝」に指定されているのは、松本城、犬山城、彦根城、姫路城、松江城のいわゆる「国宝五城」である。

これらの城を巡ってみると、関ヶ原の戦い（一六〇〇年）以前に築城された「黒い城」とそれ以降に築城された「白い城」があるのが分かる。国宝に限れば、「黒い城」は松本城、犬山城、松江城、「白い城」が彦根城、姫路城となる。

黒塗りの代表である「松本城」は、周りを美しい山々で囲まれた長野県の松本市に聳え立っている。下見板の黒と漆喰の白のバランスが絶妙で、天守は一五九三年から一五九四年（文禄二年から三年）に石川数正が築造した。豊臣秀吉が建てた大坂城が黒で統一していたことから、秀吉への忠誠心の意味を込めて黒く塗られたといわれている。五重六階の造りで、現存天守としては日本最古である。この五重六階とは、外から見ると五階に見えるのに、内部は六階になっている造り。これで攻めてくる敵を欺いていた。天守には敵兵に石を落とす「石落」や火縄銃を撃つ「武者窓」などが備えられていることから、戦いを意識した造りであることが分かる。

---

*21 現存天守十二城
弘前城、松本城、犬山城、丸岡城、姫路城、彦根城、備中松山城、松江城、高知城、伊予松山城、宇和島城、丸亀城

五棟で連結された天守の中で松本城の天守のうち、辰巳附櫓と月見櫓は江戸時代（一六三三年）になってから増築された。当時の城主・松平直政（家康の孫）は、第三代将軍の徳川家光を迎えるためといわれているが、それ以降、遊興用として使われた月見櫓での宴はさぞ優雅だったのだろう。赤に縁取られた「手すり」の、黒との対比がひときわ目立つ。

一方、白塗りの城といえば、なんと言っても「姫路城」である。平成の大改修前に訪れた時は、駆け足でざっと見ただけだったので、細部の記憶はほとんどない。

この九月に神戸を学会で訪れた際、思い切って足を延ばし、今度は時間をかけて探索することにした。姫路駅に降り立つ。駅から続く直線道路の先には、威容を誇る姫路城が予想以上に大きくはっきりと見える。「白い城」[*22]は、単に「白色」の特長から優美さを演出できる利点があるが、加えて、膨張色である「白」が城そのものを大きく見せる効果があるからともいわれる。大天守を中心として、三つの小天守（東小天守、乾小天守、西小天守）と四つの渡櫓（わたりやぐら）（イの渡櫓、ロの渡櫓、ハの渡櫓、二の渡櫓）で繋がれた連立式天守は、気品ある白漆喰の外壁と破風（屋根）の構成が美しく、「日本の美の象徴」や「城郭建築の最高傑作」と謳われるのも頷ける。八棟の国宝と七十四棟が重要文化財を有するこの城はやはり日本一、いや世界一の城であった。一六〇九年（慶長十四年）に池田輝政が大改修を完成させている。（工藤茂博監修『図説 日本の城と城下町② 姫路城』（創元社、二〇二〇年）、菅原斗志『教養としての日本の城』（平凡社新書、二〇二三年）、萩原さちこ『名城への誘い～出張・旅先でもう一度』（経済法令研究会、二〇一七年）などを参考にした）

＊22 関ヶ原の合戦で勝利をおさめた家康が、徳川時代の到来を世にアピールする狙いをこめて、「黒」の対称色である「白」を選択したのではないか、という説もある。

まず、前回は素通りした西の丸に足を踏み入れてみると、そこには小ぶりで瀟洒な櫓が佇んでいた。徳川家康の孫・千姫にゆかりの「化粧櫓」である。

七歳で豊臣秀頼に嫁いだ千姫は、祖父・徳川家康と実父・徳川秀忠による大坂城攻撃のために十九歳で夫を失うことになったが、その後、本多忠刻と出会い、再婚。一六一七年に桑名から移封し姫路城の初代城主となった本多忠刻の父・本多忠政が、千姫夫妻のため居館となる武蔵野御殿を築いたが、西の丸には、千姫の自由になる櫓を設けた。その際、徳川家から輿入れ時に賜った化粧料が名の由来といわれている。政略結婚に使われた不憫な孫の千姫を思いやる家康の意向をくんだ徳川家からの建築費とはいえ、「十万石」[*23]とは途方もない額である。

幸せな暮らしも主人の不慮の死により十余年で終わり、千姫は江戸に移り住むことになる。「化粧櫓」並びに侍女たちが住んでいた「百間廊下」も、その後は無用の長物になってしまったのだろうか？

二の丸を経てようやくたどり着いた大天守は、高さ31・5メートルもあり現存天守では一番高い。五重六階地下一階で構成された最上階を目指してみる。今でこそ、手すりと照明に照らされているので、動きやすい服装であれば急な階段も何とか登れるが、裃をまとった武士にはかなり難儀な行動だったであろう。苦労して登った最上階から城下を眺めてみれば、城主たちの気持ちの一端が味わえる——特別な風景を楽しめるわれわれ現代人は幸せである。

とはいっても、徳川政権を脅かす可能性がある西国に睨みをきかせる目的で築城された通り、

＊23 一人で一年間に食べる米の量が百五十キログラムでこれを「一石」として、一両と換算した。一両を約十三万円とすれば、十万石は約百三十億円となる。

優美な外観と違って、内部は戦争を意識した簡素ではあるが機能的な造りであることがよく分かる。最終防御拠点として、西国大名から反撃できないほどの優れた要塞と思われた。築城以来四百年一度も戦火に晒されていない。太平洋戦争中にも大天守の最上階に落ちた焼夷弾が不発弾となる幸運もあって焼失を免れているので、「不戦・不焼の城」ともいわれている。

◆廃城を免れた天守の保存に向けて

前述したように、明治政府の「廃城令」により、多くの城は取り壊される。この時四十城余りが存城となったとはいえ、全てが文化財として保存されるわけではない。

新政府となって主なき後の天守や櫓は、武器の貯蔵施設と成り下がってしまうが、取り壊すわけにもいかず、移築や再利用とどの道を選んでも莫大な費用がかかる。陸軍省の管理下に入ったが、まもなく民間に超低価格で払い下げられることになる。松江城の天守は百八十円で、姫路城の天守はなんと、二十三円五十銭の値しかつかなかったという。当時は米一俵が三円弱だったので、姫路城天守はたった米十俵の価値ということになる。

しかしながら、これほどの大きな城の維持には膨大なお金がかかるため、買い主は権利を放棄し、再び国有に戻ったが、腐朽は進んでいく。日本の城が建築的・美術的に価値あるものだと考えた陸軍大佐の中村重遠は、陸軍トップの山県有朋に建白書を提出し、これが認められて永久保存と決定・修理されたのが、姫路城といわれている。加えて、太平洋戦争中には空襲の目標とならないように、市民が協力して城を黒い布で覆い隠した結果、焼け野原と化した市街地にただ姫路城が悠然と立っていたそうである。

その他、明治天皇の勅命によって保存が決まった彦根城や、天守で博覧会を開催しその収益で天守を買い戻して取り壊しを回避した松本城など、それぞれの城で存続に向けた先人たちの懸命の努力が偲ばれる。


若い頃には、天守が築城当時のままの城が思いの外少ないので、「壊すなんて、もったいないことをしたな」と残念に思ったものである。しかしながら、残すに残せなかった多くの城の歴史を知れば知るほど、「城を守ろう！」と、官民問わず努力されてきた多くの方々のお陰で、現存天守を見ることができていることが、この歳になってようやく分かった次第である。

◆天守がない城・失われた城～「荒城の月」の舞台を巡る～

学生時代から長く住むことになった鹿児島市にある鶴丸城は、天守のない城であった。これは幕府に配慮し、恭順の意を示す為だったともいわれるが、守りではなく攻めを中心とした島津氏の思想ゆえともいわれる。「人をもって城と成す」といわれた島津ならではの城といえる。

鶴丸城の東側に続く、島津藩の旧厩跡（一八七四年（明治七年）に私学校設立）の石垣には、「明治十年戦役（西南戦争）弾痕碑」がある。[*24] 一五〇年近く経った今でも、未だに生々しい弾痕を見れば、ここで戦争が起きていたことを十分想起させる。郷土の英雄「西郷隆盛」の哀しすぎる終焉の歴史が未だに息づいている。

＊24 鹿児島城の別名の由来は、屋形の形状が鶴が羽を広げたようであったことによる。第七高等学校寮歌「北辰斜めに」の中では「白鶴（はっかく）城」とも呼ばれている。西南戦争は以下のように要約されている。（参考『西郷隆盛（現代視点 戦国・幕末の群像）』（旺文社、一九八三年）明治政府の政治政策に対する不満が渦巻く薩摩藩の士族（廃藩置県）に、征韓論を反対され政府を下野した西郷隆盛が担ぎ上げられて「明治政府を詰問すべき」と大軍を率いて上京（一八七七年勃発）。熊本の田原坂の戦いに敗れた薩摩軍は敗走を余儀なくされ、ついに城山籠城戦が最後の舞台となる。

＊＊＊

国内留学のため、一九八二年（昭和五十七年）から杜の都仙台に住むことになった。言わずと知れた伊達藩の城下町である。仙台城は一六〇二年（慶長七年）には一応の完成を見ているが、天守は建てられなかったようである。

広瀬川の西側の高台にある本丸跡には有名な伊達政宗の騎馬像が建っているが、すぐ近くに『荒城の月』の歌碑[*25]があった。瀧廉太郎[*26]の作曲で有名な『荒城の月』は、仙台出身の詩人、土井晩翠[*27]の作詞で、仙台城（青葉城）や会津若松の鶴ヶ城をイメージして作詞したともいわれている。

仙台城の歴史を調べてみると、一八八二年（明治十五年）に二の丸で火災が発生し、大手門、脇櫓、虎ノ門を除くほとんどの建物が焼失している。一八七一年（明治四年）生まれの土井晩翠は、当時十一歳だったけれども、在りし日の全景は目に焼き付いていたはずである。一方、鶴ヶ城は、一六三九年（寛永十六年）に、五層の天守が完成。戊辰戦争でも落城しなかったものの、一八七四年（明治七年）には廃城令で取り壊されていた。この地を訪れた土井晩翠は荒れ果てた姿を目にして、故郷の青葉城と重ね合わせたイメージができたのであろう。

＊＊＊

心地よい風渡る秋晴れとなった十一月の上旬、大分豊後竹田市にある岡城址を訪れた。仙台城

＊25 『荒城の月』の歌碑がある城その他
土井晩翠関連：青葉城、鶴ヶ城、富山城、九戸城
滝廉太郎関連：岡城、富山城、旧宅跡（東京都千代田区）、大分県竹田市役所

＊26 明治十二年東京生まれ。父親の仕事の関係で七歳の時には富山に住んでいる。十二歳からの二年半竹田に住んだ後、上京し東京音楽学校に入学。十九歳首席で卒業。二十一歳ドイツに留学し帰国後「花」、翌明治三十四年には中学唱歌として「箱根千里」「荒城の月」、幼稚園唱歌として「お正月」などを作曲している。明治三十五年留学中のドイツで病気に倒れ帰国途中のロンドンで土井晩翠と会っている。二十三歳で死去。岡城址に建つ彫像は、旧制竹田中学の同窓生で四歳年下の彫刻家朝倉文夫作である。

＊27 一八七一年（明治四年）仙台県仙台北鍛治町（現・宮城県仙台市青葉区木町通二丁目に、富裕な質屋の長男として生誕。旧制第二高等中学校

跡からの繋がりである。駅に降り立つと「春高楼の～」と哀調をおびた楽曲が流れてきた。

岡城は、廃藩置県によって藩は終焉。藩主が東京に移住したため、廃城令により一八七四年（明治七年）に城内の建造物は全て破却された。

難攻不落の堅城らしく天上に向かってそそり立つ石垣と、少し色づき始めた木々とのコントラストを楽しみながら本丸跡を目指す。抜けるような青い空と阿蘇九重の山々をバックに、瀧廉太郎の彫像が本丸跡に佇んでいた。小中学校の音楽室の壁に、名だたる外国の楽聖達に混じって掲示されていた写真の印象とは少し違っていたが、夭折の天才音楽家を偲ぶには十分な光景だった。

瀧廉太郎は、少年時代を竹田で過ごしている。今とは違って整備されておらず、荒涼とした主のいない岡城に登って遊んだ印象が深かったとされ、中学唱歌の懸賞応募作品「荒城の月」（一八八九年）の曲想を得たのであろう。明治三十四年（一九〇一年）に東京音楽学校編『中学唱歌集』に「荒城の月」が発表されている。言うまでもなく、日本で作曲された初めての西洋音楽の歌曲とされ、歴史的にも重要な曲である。

＊＊＊

七五調の歌詞に哀調をおびたメロディが融合した「荒城の月」は、いかにも日本人向きの楽曲で、「日本」を意識する時には、ふと頭に浮かぶ曲の一つである。

（後の東北大学）、帝国大学文科大学（現・東京大学文学部）を卒業後、明治三十三年、故郷仙台に戻り、母校・第二高等学校の教授に就任。男性的な漢詩調の詩風で、女性的な詩風の島崎藤村と並んで「藤晩時代」と称された。八十一歳で死去。

ここで、改めて、複数の韻を踏み、二重三重の対比が繰り返されている詞を考えて見る。

〽春高楼の花の宴　めぐる盃影さして
千代の松が枝わけいでし　むかしの光今いづこ
秋陣営の霜の色　鳴きゆく雁の数みせて
植うるつるぎに照りそいし　むかしの光今いづこ
今荒城の夜半の月　変らぬ光たがためぞ
垣に残るは唯かづら　松に歌ふはたゞ嵐
天上影は変らねど　栄枯は移る世の姿
映さんとてか今もなほ　あゝ荒城の夜半の月
（作詞／土井晩翠　作曲／瀧廉太郎）

特に、「起承転結」で構成された「結」の部分を、敢えて少しかみ砕いてみると、「自然（天）のなすことは今も昔も変わらないが、栄えたり滅んだりするのがこの世の常である。そのことを鏡のように見せようとして今も輝き続けている、荒れ果てた城を照らしている夜半の月よ」と、

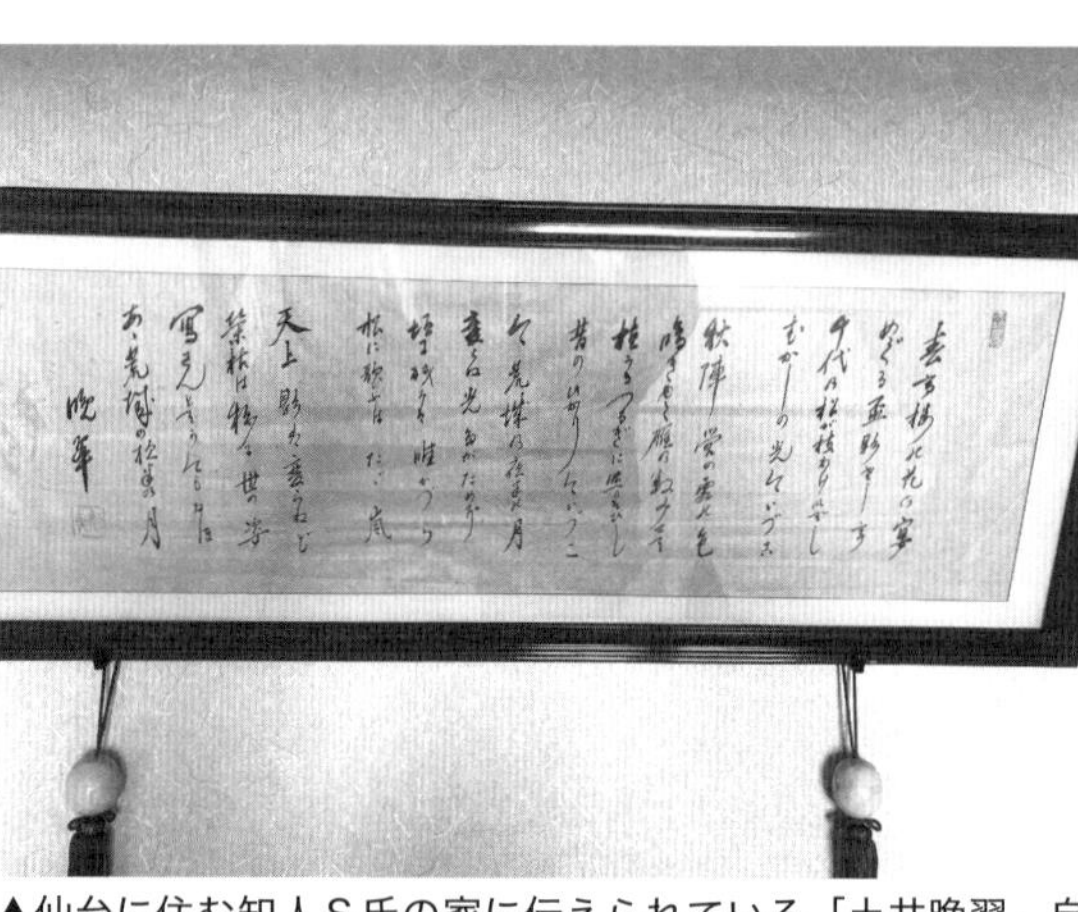

▲仙台に住む知人Ｓ氏の家に伝えられている「土井晩翠」自筆の歌詞（Ｓ氏提供）

なろうか。（写真）

　時空を超えて、消えゆく者への郷愁と世の無常を儚んでいる土井晩翠の想いがよく表れている。武士の時代は終わり、明治新政府へ大きく世の中が変化した時代[*28]であった。旧幕藩体制が終焉した後、廃藩置県及び廃城令が施行された結果、荒廃してしまった城に「世の無常」を感じたのではないか。

「古城」とせずに「荒城」としたところに、明治の大詩人で東北人の土井晩翠の真骨頂があることを、今回の城巡りでようやく理解した次第である。

＊＊＊

＊＊＊

「城を探訪すること」は、多様な要素を含んだ大人の趣味である。それぞれの城にはそれぞれの歴史があるので、歴史好きにはたまらない。「現存天守」や「日本百名城」でまだ訪れていない城などが次の候補である。

　天守の有無に関わらず、城には急勾配の場所が必ずある。無理なく昇降できる体力に、ちょっとした知的好奇心があれば、「城探訪」は楽しくなるはずである。

＊28 晩翠の生まれ故郷である東北方面では、維新後最大の内戦となった戊辰戦争の半ばで、奥羽越列藩同盟が新政府軍と戦い（東北戦争）、仙台藩、会津藩、盛岡藩などの同盟軍は敗戦して新しく明治の時代を迎えている。今でこそ、この戦争には、西洋列強の代理戦争の側面があり、薩長を中心とする新政府がただ傍若無人に振る舞っていたわけではないという新たな事実も分かってきたが、当時の知識人でさえも知る術はない。

Episode 3-9

「日本三景」歴訪、ようやく完結す！（二〇二二年十二月）

秋晴れが続く十月下旬、日本三景[*29]の中でなかなか訪れる機会がなかった「天橋立」にようやく行くことができた。

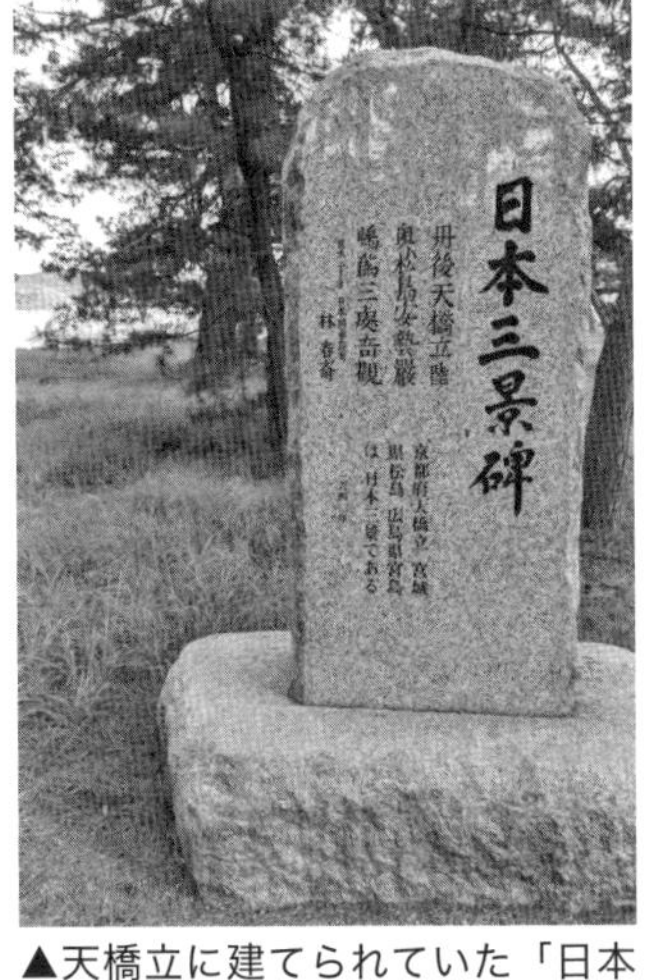

▲天橋立に建てられていた「日本三景碑」

そこには「日本三景碑」が建てられていて、「丹後天橋立陸奥松島安藝厳島為三処且奇観」寛永二十年（一六四三年）「日本國事跡考」林春斎とある。（写真）

その後、一六八九年（元禄二年）に福岡藩の儒学者、貝原益軒が天橋立を旅行した記録「己巳（きし）紀行」の中に初めて「日本三景」という言葉が登場する。

以来、日本三景は日本の絶景として親しまれてきた。自然の奇跡が形作った天橋立と松島、人の生み出した芸術が自然と調和した宮島……長い時を経ても、尚多くの人が足を運ぶ魅力が、これら三景には溢れている。

だが、四方を美しい海に囲まれ、緑深き山河とのコントラストが美しいスポットは、日本中あちこちあるのに、何故、この三か所だけが……？と、改めて碑を見れば「奇観」と書いてある。辞書によれば、「奇観とは、珍しい眺め、他では見られないような風景」と説明してあり、「奇観を呈する」という風に使われる。

*29 昭和二十七年十一月二十二日に特別名勝に指定された。文化財保護法によって指定された名称の内、特に風致景観が優秀で学術上価値の高いものとして文部科学大臣が指定した名勝のこと。

宮島はたぶん海に浮いているような厳島神社、天橋立は「股のぞき」からみる風景、松島はたくさんの密集する島々を指しているようだ。

◆安藝の厳嶋（宮島）

「宮島」とは、厳島（広島県廿日市市宮島町にある島）が「お宮（厳島神社）のある島」であることから江戸時代に「宮島」と呼ばれるようになり、「厳島」の通称として用いられている。

宮島がある広島県の隣の山口県に生まれたので、「日本三景」の中では、一番身近な存在である。けれども、物心つくかつかないかの頃の家族旅行が初めての歴訪だったので、はっきりとした印象は残っていない。逆に、二十歳前後になると、結婚前の男女のカップルで行ってはいけない場所と伝え聞いた。天照大神の三人の娘（田心姫命：たごりひめのみこと、市杵島姫命：いちきしまひめのみこと、湍津姫命：たきつひめのみこと）が祀られているから、嫉妬されるというのである。

宮島を訪れると、海に佇む朱色の大鳥居が目を惹く。その奥の海面に映える平安時代の様式を今に伝える寝殿造りの本社社殿は大変神秘的である。

汐満ちて鳥居の霞む入江哉　正岡子規

なぜ、海に建てられているのだろうか？ 厳島神社は飛鳥時代（五九二〜七一〇年）の五九三年に創建された。昔から厳島は「島そのものが神」として信仰されていたため、潮の満ち引きのある場所に建てられたからだという。

平家の栄枯盛衰を描いた『平家物語』によると、二十九歳で瀬戸内海の制海権を手にして巨額の富を得た平清盛はある日夢を見たそうである。その夢は、僧が清盛に「厳島神社を造営すれば、必ず位階を極めるだろう」というお告げをするというもので、清盛はお告げにしたがって、厳島神社の造営を行い、篤く信仰した。

清盛の視点からみた『平家物語』の作話である可能性が強いが、千年以上後に生まれたわれわれでも、この神社が栄華を極めた平家の象徴であったことは十分推察できる。

洋上の建造物という事で、台風などの自然災害が気になるところである。高波により本殿も水没してしまう懸念があるが、ご神体が安置されている神聖な区域である内陣（玉殿）だけは、平安期に造営されて以来、約８５０年間一度たりとも水没したことがないとのこと。この先も、この荘厳なる世界遺産の建造物が何とか生き残ってほしいと切に願うのみである。

◆陸奥の松島

俗にいう松島とは、松島湾に浮かぶ２６０余りの島々と、沿岸部も含めた辺り一帯のことをさしている。「島」と付いているけれど、遥か昔の松島湾は陸地であったが、地殻変動による丘陵の沈下で海水が入り込み、さらに温暖化により海水面が上昇したことで、山や丘の頂上部分が海面に残った。それが現在松島湾に浮かぶ島々なのである。

仙台藩初代藩主・伊達政宗公をはじめ多くの人々を虜にしてきた。江戸の俳人・松尾芭蕉や「相対性理論」で有名な理論物理学者アインシュタインも松島を訪れている。

一六八九年（元禄二年）四月、当時四十六歳の松尾芭蕉は人生の集大成として、「みちのく」に向かう。彼が遺した紀行文「おくのほそ道」の冒頭には、「白河の関を越えたい、松島の月を見たい」と、抑えがたい旅心を語る部分がある。同年六月末、弟子の曾良と塩釜から船で松島に着いているが、あまりの美しさに感動した芭蕉は、敢えて句を封印し、言葉にできぬ感動を「おくのほそ道[*30]」に書いている。

一九八二年（昭和五十七年）五月から杜の都仙台に住むことになった。西日本生まれの私にとって初めての「みちのく」である。ひと晩明けたあくる日、レンタカーを借りて新緑鮮やかな市内の定禅寺通りを通り過ぎ、松島に向かった。

風光明媚な松島湾を目の前にすると、圧倒的な光景にただただ嘆息するばかりである。多島美として知られている瀬戸内海の西の端に住んでいたので、海に浮かぶ島々というシチュエーション自体には驚かなかったが、比較的狭い場所に独特な形をした大小の島が密集している景色は、確かに「奇観」である。

＊30「月日は百代の過客にして行かふ年も又旅人也」の有名な序文で始まる紀行文『おくの細道』で「松島」「雄島」の項は次のように書かれてある：

（略）抑ことふりにたれど、松嶋は扶桑第一の好風にして、凡洞庭西湖を恥ず。東南より海を入て、江の中三里、浙江の潮をたゝふ。嶋嶋の数を尽して、欹ものは天を指、ふすものは波に葡蔔。あるは二重にかさなり三重に畳みて、左にわかれ右につらなる。負るあり抱るあり、児孫愛すがごとし。松の緑こまやかに、枝葉汐風に吹たはめて、屈曲をのづからためたるがごとし。其景色窅然として美人の顔を粧ふ。ちはや振神のむかし、大山ずみのなせるわざにや。造化の天工、いづれの人か筆をふるひ詞を尽さむ。

雄嶋が磯は地つゞきて海に出たる嶋也。雲居禅師の別室の跡、坐禅石など有。将松の木陰に世をいとふ人も稀稀見え侍りて、落穂松笠など打けぶりたる草の庵閑に住なし、いかなる人とはしられずながら、先なつかしく立寄ほどに、

松島やああ松島や松島や

この句は、芭蕉の句とされている向きもあるが、江戸後期の狂歌師田原坊が、芭蕉が絶句した気持ちをパロディ風に詠んだもので、感嘆詞の「ああ」は元々「さて」だったようである。

東日本大震災直後の松島では、観光客に人気の「長命穴」が消え、複数の島が半壊したが、他の地域に比べれば、被害はさほど大きくなく、震災から二か月経った頃から、観光が再開した。報道によると、松島が防波堤となり、津波から市民を守ってくれたという側面もあったらしい。

個人的には、宮城県に住む旧友たちとの交流も復活した。近いうちに、「松島」にも行ける機会ができると思っている。

◆丹後の天橋立

今から約二二〇〇年前のこと。宮津湾の海流と阿蘇海の海流がぶつかり、砂が徐々に堆積したことによって砂州が形成された。約六千七百本に及ぶ青い松並木と白い砂「白砂青松」が約三・六キロ続く。

「丹後風土記」には、日本を作った神様の伊射奈芸命（いざなぎのみこと）が天に通うために、梯子を作って立てておいたが、命（みこと）が寝ている間に海上に倒れ、そのまま一本の細長い陸地になったのが天橋立だと記されている。

月海にうつりて昼のながめ又あらたむ。江上に帰りて宿を求れば、窓をひらき二階を作て、風雲の中に旅寝するこそ、あやしきまで妙なる心地はせらるれ。

　松嶋や鶴に身をかれほとゝぎす　曾良

予は口をとぢて眠らんとしていねられず。（以下略）

角川書店編『おくのほそ道（全）』（角川ビギナーズ・クラシックス、二〇〇一年）より

自分なりに現代訳してみると、「さて、言い古されたことだが、松島は日本第一の美景にして、かの中国の洞庭湖・西湖にも劣らない。（中略）弟子の曾良は句（松島や鶴に身をかれほとゝぎす）を詠んだが、私は句も詠めず、口を閉じて寝ようとしたが眠れない状態だった……」となる。

晴天に恵まれた10月下旬、ようやくここを訪れることができた。

早速、天橋立の北側に位置する「傘松公園」に行き、有名な股のぞき[*31]をすると、天地が逆さになり、海と海を隔てる天橋立が天への架け橋のように見えた。ここが、「股のぞき発祥の地」であることに納得する。

「股のぞき」は明治後期頃に観光事業活性化の一環として喧伝された手法で、観光客を通して

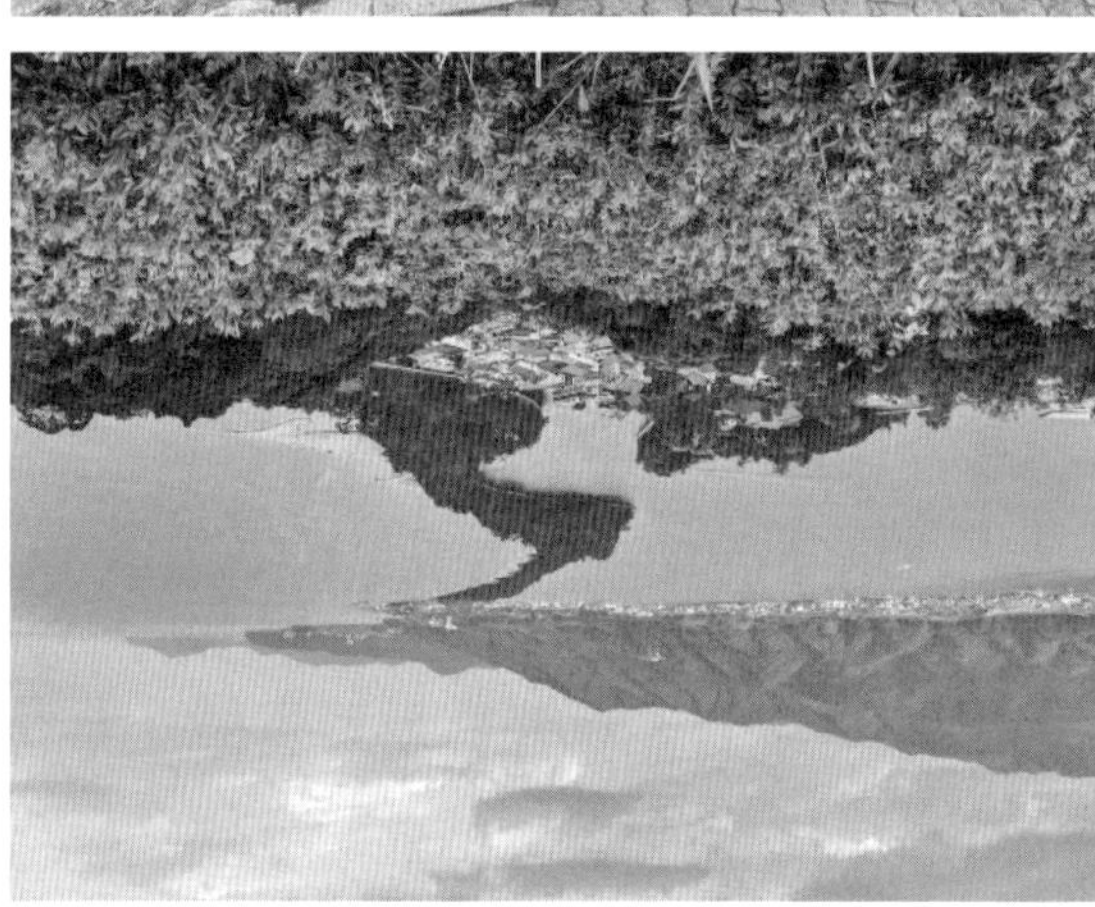

▲「天橋立ビューランド」での股のぞき

*31 自身の股の間から顔を出し、逆さまにものを見る日本の民俗風習のひとつ。上下前後が全てさかさまとなる状況を体現することから、異界や超自然的な現象への通路として捉えられる。

広まったといわれているが詳細は不明である。周辺の観光インフラが整備され、アクセスの向上や宿泊施設の充実が進んだためかもしれない。通常の直立した姿勢の場合と比べて、前かがみになって股の間から風景を見ると、遠くにある物体が小さく、全体的に遠ざかって見えるのは、「視野の逆転ではなく頭を下にするから起こる」ことが学術論文で発表され、二〇一六年にイグノーベル賞を受賞しているとは驚きだ。

再び、文珠地区に帰り、天橋立の南側にある「天橋立ビューランド」に移動した。そこにある説明版の通り、再び「股のぞき」をすると、今度は、海が空に見えた！ The sea looks like the sky!（写真）「飛龍観〜龍が天に登る」の説明通りである。

はし立や松は月日のこぼれ種　蕪村

◆これらの絶景を、このまま後世に残そう！

日本人は「三」という数字が好きなことを[*32]、以前書いたことがある。ナンバー・ワンの「一」では少し言い過ぎで、二番目の「二」では逆にインパクトが弱くなる。「三」は誰もが納得できるひと括りである。

この日本三景にしても、「三」に括られることを誰もが承知しているからこそ、却ってそれ以外の景勝地への関心も高まるというものである。三大急流、三大夜景、三大神宮、三大温泉、三（大）名城、三名園などなど……。

*32 飯倉晴武『日本人 数のしきたり』（青春出版社、二〇〇七年）より

そういえば、わが郷土の防州（岩国）の錦帯橋、甲州（山梨）の猿橋（あるいは日光の猿橋）、祖谷（徳島）のかずら橋は、三大名橋と言わず、三大奇橋と括られている。

今、われわれは先人たちの努力で美しい風景を楽しむことができている。これらの景観を守ってきてくれた多くの先人に感謝したい。

さて、テクノロジーの進化は、鉄道や飛行機から始まって、高層ビルの出現、さらにはドローンの登場と留まるところを知らない。そのお陰で、多くの景勝地を先人たちが経験できなかった様々な角度から眺めることができているが、それも原型が保たれている前提でのことである。

先祖から受け継いだ多くの遺産を現状のままで後世に伝えていく事は、今のわれわれに課せられた使命である。しかしながら、地球温暖化の進行は氷河を溶かし、ベネチアや南海諸島などの水上都市を水没の危機に晒している。何とか止められないものか？　待ったなしである。

Period
4
2023

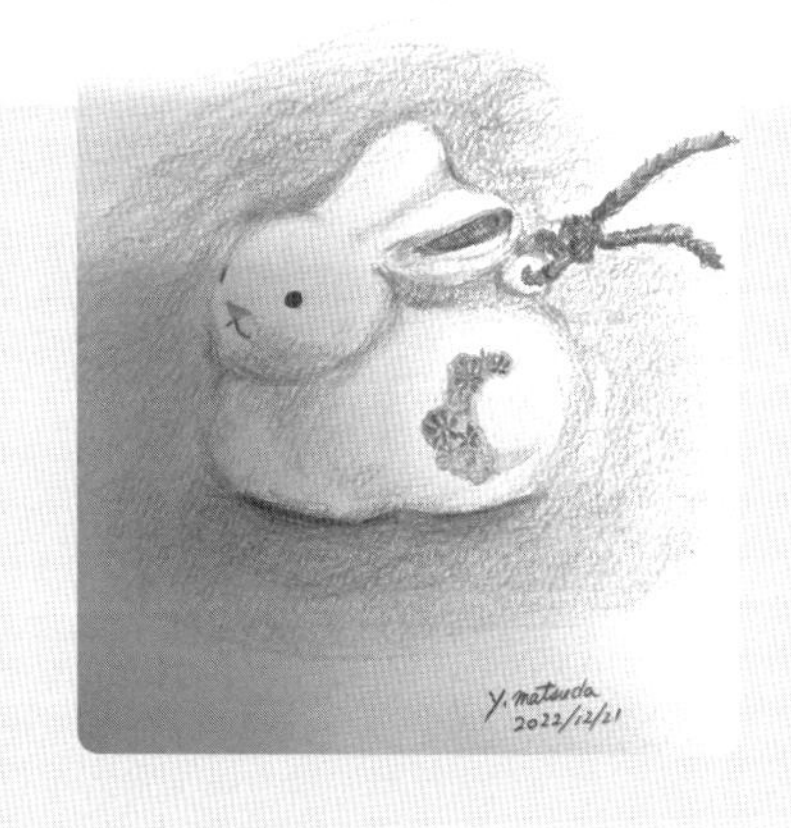

【日本の主な出来事】

・日本列島を寒波が襲う(1月25日)
・新型コロナ5月から「5類」に引き下げ(1月27日)
・2022年の出生数が80万人割れと発表(2月28日)
・侍ジャパン、WBC3度目の世界一(3月22日)

【世界の主な出来事】

・米独、ウクライナに戦車供与(1月26日)
・トルコ・シリアでM7.8の大地震(2月6日)
・バイデン大統領、ウクライナを電撃訪問(2月20日)
・3期目の習近平訪ロ(3月20日)

Episode 4-1 時は流れ、街も人も……（二〇二三年一月）

十一月末、新型コロナ感染症は第八波に入ったが、施設に入っている母の面会は可能ということで、三年ぶりの帰郷となった。

◆街の変化：半世紀前との比較

今から半世紀前の一九七二年（昭和四十七年）、私は多感な青春時代の真っ只中で高校三年生だった。その頃の故郷には、わが国の四大石油化学コンビナートの一つがあり、山口県では屈指の大都会であった。街は活気に溢れ「リトル・トウキョウ」と呼ばれていて、隣町に住んでいた自分たちは「街（徳山）に出る」に出る＝都会に出る」というイメージだった。

その一方で、大気汚染、水質汚濁などの公害が表面化してきて、「スモッグによる公害の町」のイメージも付きまとっていた。港湾に立ち並ぶ工場の煙突から毎日のように吐き出される「煙」には、いささか辟易していたものである。

新幹線の徳山駅到着がちょうど夕暮れ時のタイミングだったので、幸運にも今まさに「太陽が沈みゆく」絶景に遭遇することができた（写真）。

瀬戸内海の西に位置する仙島・黒髪島に囲まれた徳山湾（鼓海）に浮かぶ大小の船の景色は今も当時と変わらない。「瀬戸は日暮れて、夕波小波……」の歌詞通り、静かな海面を前景とした夕焼けの風景も昔からあったはずである。

そして、市民、企業、学識経験者、行政が協力して公害対策に取り組んできた結果、法整備が進んだこととあいまって、大気、水質の汚れは著しく改善された。工場夜景がきれいな街に生まれ変わったのである。この風景なら、全国的にも通用しそうだ。（エピソード二一－二参照）

あれから、半世紀たった今、街は大きな変化を遂げたように感じた。

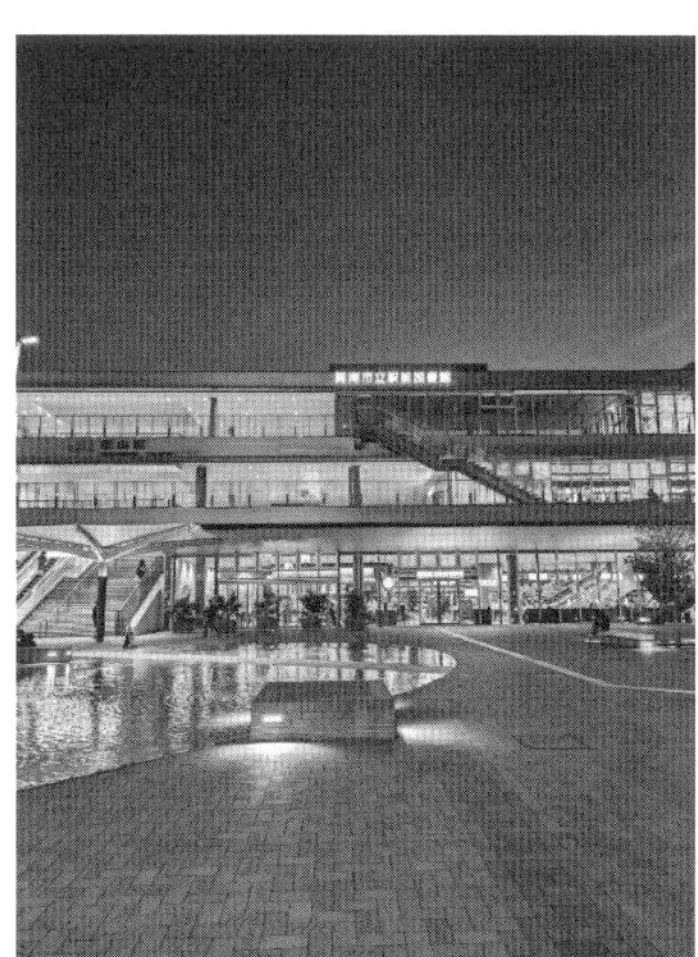

▲駅前図書館が併設された新幹線徳山駅

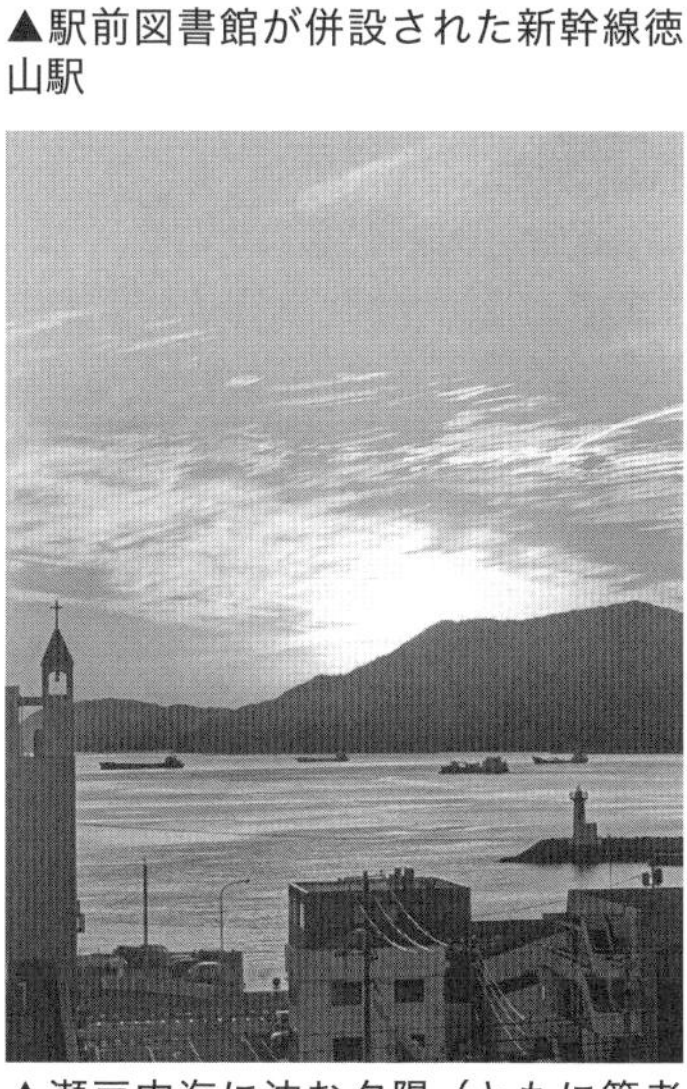

▲瀬戸内海に沈む夕陽（ともに筆者撮影）

翌朝、駅前から母校に向かう御幸通りから岐山(きさん)通りを歩いてみる。戦後に植樹されたイチョウの木々も半世紀前と比べ、ずいぶん大きくなっていて、その年月の長さを実感するには十分である。

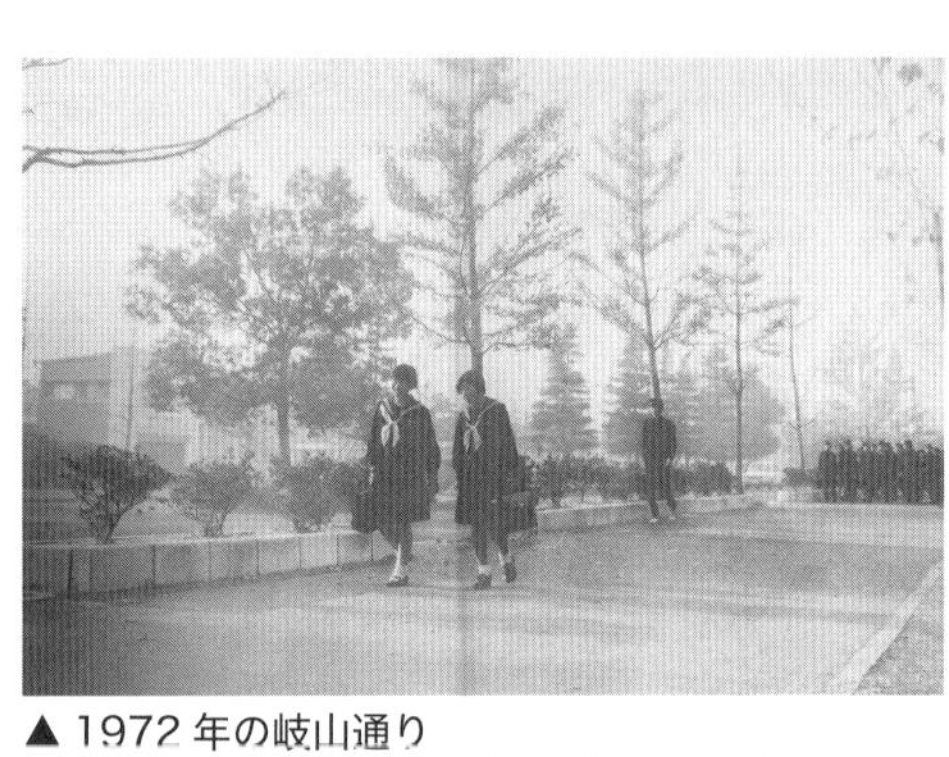

▲ 1972 年の岐山通り
（昭和 48 年徳山高校卒業アルバムより）

◆母との再会

大正十五年生まれの母は今年九十六歳を迎えた。七十九歳の時に伴侶に先立たれたが、大した病気もせずに元気に過ごしていた。それが、数年前から軽い病気を契機に、病院への入院と介護施設への入所を繰り返すようになった。

市内の早朝散歩を終えた午前中に、次兄の車で夫妻と一緒に施設に向かう。街の中心地から約三十分、長年住み慣れた実家からすると、少し遠いが緑に囲まれた静かな場所にその施設はあった。

職員の方に連れられて、建物の奥の方から母がやってきた。残念ながら、玄関口の踊り場でガラス戸越しの面会だったけれど、自分が想像していた以上に元気な様子だったのでホッとした。それから、ハンドマイクを使った会話が始まる。

私「元気にしているようじゃね」
母「元気よ！　義雄はいつ帰ってきたん？」
私「昨日、帰ってきた」
母「いくつになったかね？」
私「六十八だよ」
母「そうかいね。ばあちゃんは九十八よ（本当は九十六だが…）」

以後、この会話が幾度となく繰り返された……。

今、母は目の前に居る息子をどう認識しているのだろうか？――知るすべはない。

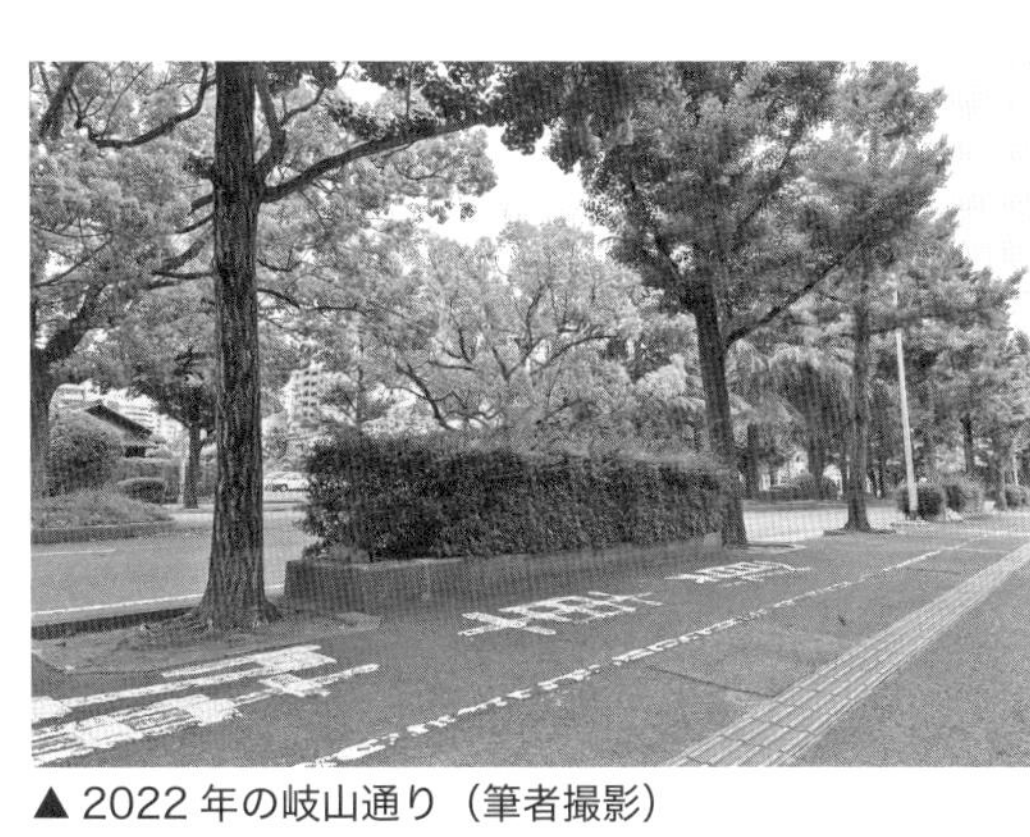

▲2022年の岐山通り（筆者撮影）

記憶の対象を丸い円に例えるならば、日々月々年々その円は小さくなっていくのだろう。さて、最後に残った円の中の記憶はどのようなものなのだろうか？

せっかくなので、母が寝起きしている部屋に連れて行ってもらった。そこに向かう途中で、施設の方に日頃の様子を聞くと「自分には三人の息子がいて、一番下の息子は東京に住んでいる、といつも言っておられますよ」との返事である。この状態になっても、親にとって、子供はいつまで経っても子供のままなのだ。自分を子供扱いしてくれる唯一の存在である親は、古希前の私

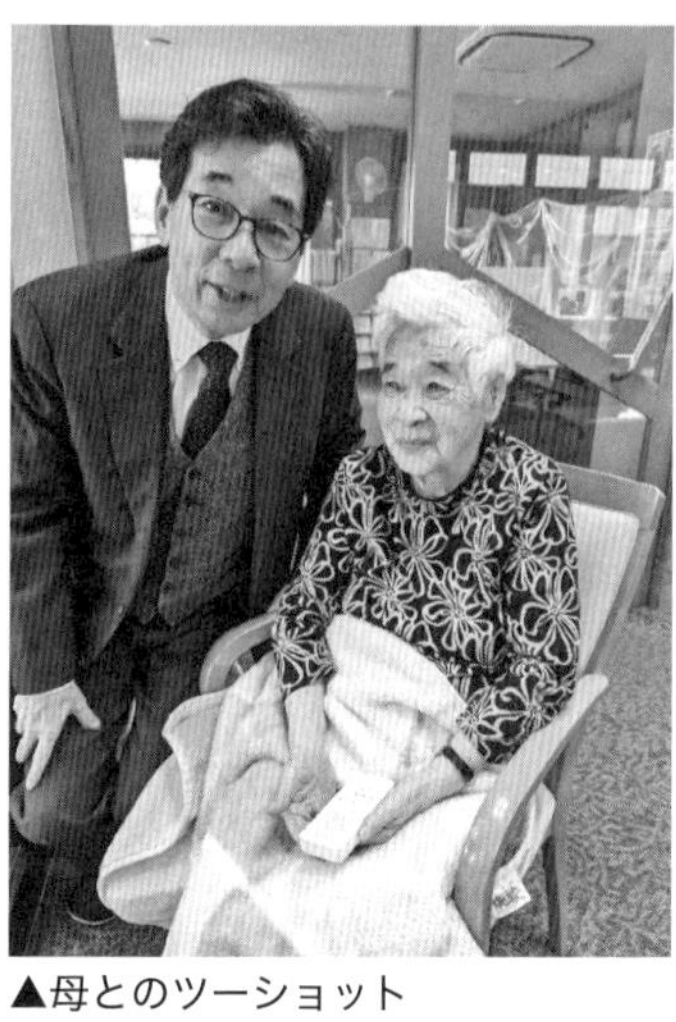
▲母とのツーショット

にとって有難い存在である。
限られた面会時間が終わろうとしていた。お世話をしてくれた職員の方が、私たちが並んだ写真を撮ってくれた。（写真）
この写真を、私をよく知る知人に送ると、すぐに多くの反響が返ってきた。

＊＊＊

「九十六歳という年齢に本当に驚きます！」

「元気な可愛いお母さん。息子さんにあえて嬉しかったことでしょう」

「優しさが滲み出た穏やかな表情をされておられるので、こちらまで嬉しくなります」

＊＊＊

そして、「親孝行できているよ」と言ってくれ、さらなる長寿を一緒に願ってくれた。有難いことである。

◆時は流れ、街も人も……

帰郷の度に、色々な思いが駆け巡る。今回はたまたま「半世紀」というキリのいいタイミング

＊1 記憶のメカニズムと認知症における記憶障害…新しい情報（体験）が脳に保存され、その情報が再生されることを記憶と言う。新しい情報が弱い刺激（重要ではない情報）の場合、一時的には覚えているものの、消去される。重要な情報である場合は、一時的に保存された後に長期間保存され、必要に応じて思い出す。

だったので、その「長いスパン」がこれまでとは違った側面を考えさせてくれた。
「街」は住んでいる人々の努力があれば、昔から在る懐かしい風景に新たな価値を与え、時代に合った建造物を作ることで、ある程度再興できる。戦後の高度経済成長を支えた若さ溢れる「雄々しい町」が、成熟した「穏やかな街」に生まれ変わった。

一方、時は流れて「母」は……。
自分が故郷を離れる時には、母は四十代半ばであった。手先が器用な母は、編み物をずっとしていて、毎年のように手編みのセーターを送ってくれていた。誕生日の朝には必ず電話がかかってきた。その定期電話も数年前から来なくなった。五十年も時は経ったのである。
写真を見て誰もが感じる穏やかな表情は、約一世紀を生き抜いてきた証である。嫌なことも色々あったはずだ。記憶が少しずつ薄れていく認知症[*1]も、世間の煩わしさから逃れ、いい思い出だけを残していこうとする自己防御反応の一つと考えられなくはないか？　母の表情を見て、ふと思った。

いつかは自分もそうなるのかと思えば、まさしくわが人生の行く末の手本を示しているようでもある。私も長寿の家系を引き継いだ両親の子供だろうから、長生きはするのだろう。今回の帰郷は、母を元気づける積りだったが、そんなことはない。逆にパワーをもらった気分である。

厚生労働省では、関心のあるものを一時的に捕らえる器官である海馬を「イソギンチャク」、重要な情報を頭の中に長期に保存する機能を「記憶の壺」にたとえ、認知症による記憶障害を以下のように説明している。
以下、「厚生労働省政策レポート　認知症を理解する」より
人間には、目や耳が捕らえたたくさんの情報の中から、関心のあるものを一時的に捕らえておく器官（海馬、仮にイソギンチャクと呼ぶ）と、重要な情報を頭の中に長期に保存する「記憶の壺」が脳の中にあると考えてください。いったん「記憶の壺」に入れば、普段は思い出さなくても、必要なときに必要な情報を取りだすことができます。認知症になると、イソギンチャクの足が病的に衰えてしまうため「壺」に納めることができなくなります。新しいことを記憶できずに、さきほど聞いたことさえ思い出せないのです。さらに、病気が進行すれば、「壺」が溶け始め、覚えていたはずの記憶も失われていきます（以下略）

半世紀も時は流れ、街も人も……穏やかになった。

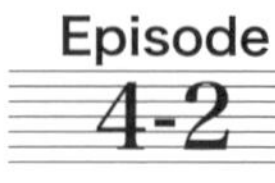

再会：次世代へのバトンタッチ（二〇二三年一月）

二〇二二年も下半期になるとようやく人が動くようになってきた。私もワクチン接種を済ませ、感染予防の三原則を実行しながら、行動範囲を拡げていった。

◆人生の節目での再会

一九八〇年（昭和五十五年）六月に産婦人科医となったので、今年で42年が過ぎようとしている。これまで数多くの分娩に立ち会ってきたが、主な勤務先が大学病院や総合病院だったので、いきおい、何らかのリスクを持っている妊婦管理の思い出が多い。

＊＊＊

Aさんは、双胎妊娠・分娩後にも妊娠され、女児を出産された。

Bさんは、脳腫瘍切除後に妊娠され、無事男児と女児を出産された。現在は一家で外国に住んでおられる。

Cさんは、妊娠中に卵巣腫瘍を切除し無事出産されたが、次の妊娠では子宮内胎児死亡となった。今は留学中の娘さんと二人での海外暮らしである。

＊＊＊

この三家族とは、その後も何かと相談に乗ってきたこともあって、今回の新たな転機を知ることができた。

高校生になるAさんの娘さんは、9月にヨーロッパへ留学予定、Bさん一家は、8月に3年振りの帰国予定、そして、Cさんのご主人は、すでに海外で暮らしている家族と年末に合流し、新しい生活を始められる事を知った。日程調整もうまくいき、彼らと会って、楽しく時間を共有することができた。

私が取り上げたAさんの娘さんとは出産後初めてだが、Bさんの子供さんたちとは5年ぶり、そしてCさんの娘さんとは10年ぶりの再会となる。それぞれ、新しい人生への旅立ちであり、「無限の可能性を秘めた若者たちに幸あれ！」と願うのみだったが、ご家族にとっても人生の節目であり、そのような場面を共有できたのは、産科医として至福の時である。

◆三十八年目の再会

これらとは少し違った形での再会もある。

十二月初めに鹿児島を訪れた際、新規に開業した後輩の産科クリニックで講義した。講義を終えて、施設内を見学した後、助産師Dさんが私に声を掛けてきた。

「先生、最新の講義をありがとうございました！」――講義後、最初に質問してきた助産師だった。

「一九八四年（昭和五十九年）に、私は先生にとり上げてもらったのですよ。以前から、そのことは知っていたのですが、今日会えてよかったです」

どうやら、自分が鹿児島の病院に勤務していた時に、早朝のお産に立ち会ったようだ。自分が取り上げた赤ちゃんが大きくなって、生命誕生の場で働いているのが分かったのは、教え子で卒業後に産婦人科医となったE先生以来二人目となった。

▲助産師Dさんから筆者宛の手紙

数日後、ご本人から母子健康手帳のコピーに加え、丁重な手紙を頂いた（写真）。実に心のこもった手紙であり、彼女のまじめな性格と、親御さんの教育がしっかりしていることが感じ取られる。

日々せわしなく生きていると、生まれた瞬間のことを意識せずにいるが、まずこの世に誕生した奇跡があって、そこから人生が始まっていると思うと実に感慨深いものだ。この助産師さんも、自分が元気に産まれることができ、「命を扱う現場」で自分をとり上げてくれた医師に会えた――これもまた奇跡である。

もちろん、「私がこの世にとりあげたこと」と、「現在、彼女が助産師業務を中心に仕事をしていること」に直接の繋がりがないのは、百も承知である。年賀状などのやり取りで、自分がとり上げた子供さんたちのその後を少なからず知っているが、多くは手紙のやり取りに終始しているので、現在の詳細を知るすべはないからである。

取り上げた赤ちゃんが、大きくなって立派に働いている現場に出会えた。産科医としての役割が完結したと思えば、何とも言えぬ感情が湧いてくる。生命の誕生と連鎖を肌で感じる産科医にしか味わえない「38年目の嬉しい再会」となった。

◆産科医の矜持

「妊娠成立の障害となる様々な要因を妊娠前に取り除き、妊娠・分娩管理が適切に行われた後にはメンタルケアなどを十分に行うことにより、今回の妊娠を完結させるだけでなく、次世代への継承をスムースにしていく」――という、コンセプトがようやく国のレベルで推進されるようになった。当然のことながら、産科医が中心的な役割を果たすことになる。

リスクの有無に関わらず、妊婦に寄り添い新しい生命誕生に全力を注ぐ――これこそが、産科医の矜持である。そして、繋いだ命と再会できるのは、産科医のみが享受できる至福の時でもある。

Episode 4-3

早まる桜の開花と遅れるイチョウの落葉（二〇二三年三月）

春の「桜」と秋の「モミジ」や「イチョウ」は四季の移ろいを象徴する植物として愛でられてきたが、以前と比べて、桜の開花は早くなり、「モミジ」や「イチョウ」の紅葉と落葉は年々遅くなっている。

◆季節感の変化

山口県や鹿児島県の西日本地方に長く住んできた人間の季節感を前提としていることをお断りする。

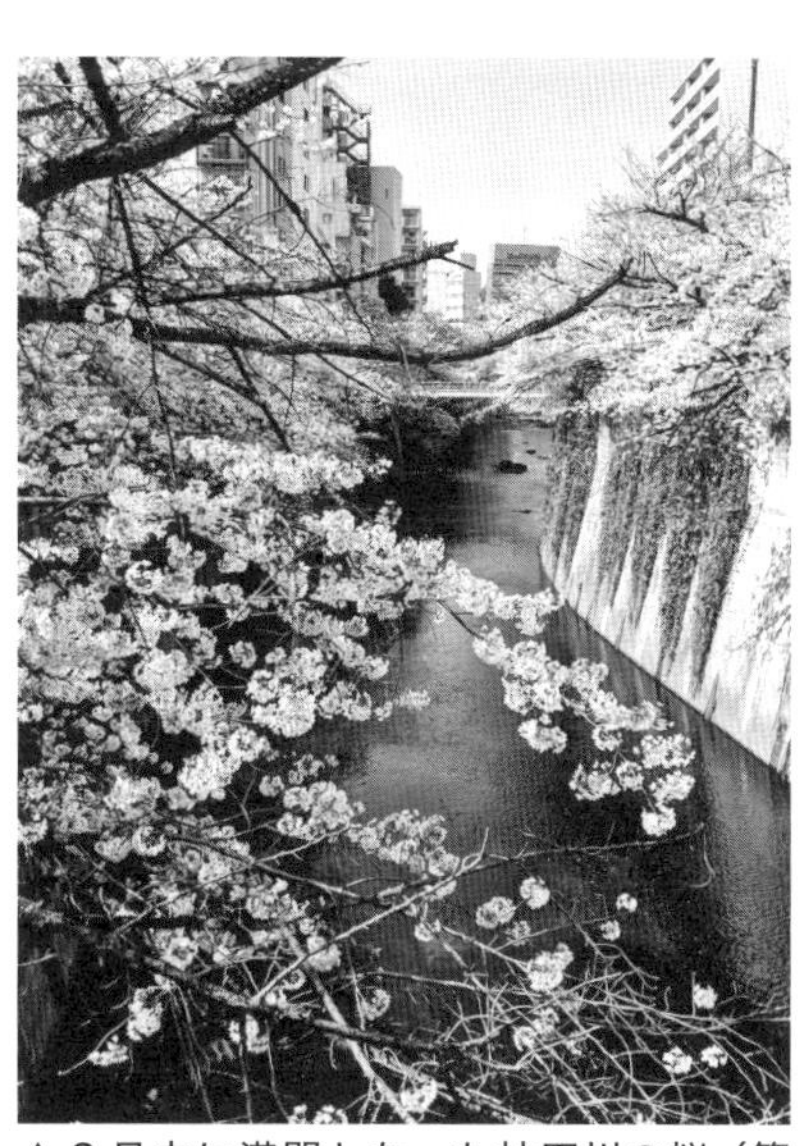

▲３月末に満開となった神田川の桜（筆者撮影）

桜の代表的な品種であるソメイヨシノを例にとれば、三月末に開花し、四月初めの入学式に合わせて見頃の満開となるという長年慣れ親しんできた一連の流れは、開花が約一週間早まった結果、入学式の頃には桜も散ってしまい、なんとなく寂しい気分である（写真）。

一方、四月前半までは殺風景だったイチョウ並木は五月になると一斉に緑がかってくる。十一月に入れば、これらの並木は黄色に色づき、東京はあちらこちらが黄金色に染まった街並みへと変貌する。それから、落葉が始まり今度は黄色いじゅうたんとなった道を踏み歩く季節は十一月末頃だったが、二十一世紀も二十年も経つと、年の瀬も押し迫った年末にならないと本格的でなくなってしまった。

◆桜・イチョウの一年

桜は、翌春に花を咲かせるため、花が散る頃に葉が混ざって生えた状態（葉桜）を過ぎると、夏頃には将来の葉になる葉芽（はめ）と、花になる花芽（はなめ）を作って、冬越しのために休眠の準備をはじめる。秋になって日照時間が少しずつ短くなると、成長を抑えるための植物（休眠）ホルモン（アブシシン酸）が、葉から供給されて、葉芽や花芽の成長速度は抑制される。この休眠ホルモンは、寒い冬の間に少しずつ減少していくが、日照時間が長くなると、逆に成長を促進する植物ホルモン（ジベレリン）が供給されて、発芽が促されるため開花する。

このように休眠解除（休眠打破）して再び開花するには、一般的に5℃程度の低温刺激が望ましく、低温時間の積算とその後の気温の上昇が必要である。この工程は一般的には冬から春にかけて行われることが多い。

冬まだ寒い間に樹皮に覆われたイチョウの冬芽は伸びて、春になると若葉を付ける。若葉の間からは花の蕾が覗き、やがて穂のような雄花を一杯に付ける。雌花は小さくて目立たない。雄花が散ると木の下は白い穂状の落花で一杯になる。そして、九月から十月になると果実のギンナンは熟して自然に落下する。

落葉は、寒さが厳しい冬か、水分の乏しい冬に起こる。葉には、光合成を行う働きの他に、根から吸い上げた水分を葉の気孔から蒸発させる働きがある。寒さが厳しく水分を十分の吸収することができない冬に葉を落とすのは、水分不足で枯れてしまわないための「自己防御反応」といえる。（「日本植物生理学会　みんなのひろば」を参考にした）

◆季節感はまだまだ早くなるのか？

結局、桜が開花前にエネルギーを貯める期間が約十日短縮され、イチョウも自己防御のスイッチが入るまで約ひと月長く延長されたことになり、樹々の休まる時間が年々減らされているように感じる。休み時間を減らされ、長く働かせられてきた一昔前の日本と似ていなくもない。

桜が以前よりも早く咲くのは、休眠解除の一要素である気温上昇が、地球温暖化の影響で春の早いうちに到来しているためか？　そして、イチョウの遅すぎる落葉も、温暖化や都市部でのヒートアイランド現象も影響しているのか？

長い間慣れ親しんだ季節のサイクルを元通りに戻すのは、本当に難しいのだろう。せめて、二月末には桜が咲き、新年を迎えてもイチョウの落葉が終わっていないという事態が来ないことを望みたい。

旧暦から新暦になって、およそ一か月季節が早くなった。[*2]「桜の花だよりも伝わる今日この頃、（四月）」や「落ち葉が風に舞う季節となりました。（十一月）」などの時候の挨拶は、いつまでも書き続けたい。これ以上早くなっても困る……。

いくつになっても、木々や草花あるいは風景などに四季の移ろいを感じる余裕は欲しいものである。四季の変化を知ることは日々の生活にリズムを与える。

フルタイム勤務から開放され時間ができた分、これまでできなかった花鳥風月の変化を謳歌し

---

*2 新暦（太陽暦）は太陽の動きを基準とするため、一年は３６５日だが、旧暦（太陽太陰暦）では暦を月の動きに合わせていたため一年が３５４日になる。そのため暦と季節に一年で11日のずれが生じるので、約三年ごとに一年を十三か月にしてそのずれを調整していた（うるう月の挿入）。旧暦から新暦への移動により、旧暦の明治五年十二月三日が新暦の明治六年一月一日になった。このため、新暦ではおよそ一か月季節が早くなり、桃の節句に桃が咲かず（桃の節句は三月三日、桃は三月下旬から四月上旬にかけて満開となる）、七夕は梅雨の最中という具合に、ずれが生じるようになった。そこで、ひと月遅れで行事をしたり、旧暦の日付で考えたりする場合も残されている。（参考：神宮館編『暮らしのしきたり十二か月』神宮館、二〇一四年）

ようと思っていたが、感染症、自然災害、軍事侵攻と立て続きで予測不能な事態が続いていて、気分が少々憂鬱なのは本当にもどかしい。

数え年で「古稀」になろうとしている。健康で過ごせる時間はそれほど残されていないのかもしれない。

同世代のシンガーソングライター「竹内まりや」が歌う「人生の扉」の歌詞が心に沁みる。

〽満開の桜や色づく山の紅葉を
この先いったい何度見ることになるだろう
（作詞・作曲／竹内まりや）

あとがきにかえて

二〇二〇年以降、世界は大きく変わってしまった。

激動する日々を大事に生きていくことがいかに大切なことかを、誰もが意識されたことだろう。

今回は、これまでの形式と違って、ジャンル分けをせずに、日々思ったこと～Ｄａｙ ｂｙ Ｄａｙ -Ⅳ（一日一生）～を順に書き並べたが、その時々の世相は反映されている。

ピリオド一（二〇二〇年）では、「コロナ禍に対する医療従事者からの意見」、ピリオド二（二〇二一年）では、「移動が叶わないことから高じた望郷の想い」、ピリオド三（二〇二二年）では、「ウクライナ侵攻を契機とした平和への希求」、そして、ピリオド四（二〇二三年）では、「再会」といったテーマを私なりの切り口で書き綴ってみた。

＊＊＊

一九九六年（平成八年）に初めて刊行したエッセイ集の『虹色の風景』から数えて、今回で五作目になる。Ｄａｙ ｂｙ Ｄａｙシリーズ（Ⅰ～Ⅳ）は開始してから二十三年目になるが、「起」「承」「転」「結」となって、一応完結を迎えた。この間、時には厳しい同世代の仲間からのアドバイスもあったので、版を重ねるにつれ、読みやすくなっていると信じたい。

Mさん：「ストレスと成熟、その後は？」

発想が豊かで、また文章が明確で、良い出来だと感じました。

まず、オペ、次に緊急事態にこれを置き換え、さらに胎児へと置き換えておられ、三回置き換えが行われていますね。

そして、どんな話かな、と思っていたら、老医師の反応、さらに反応一般だけでなくて、学問への反応、と再度逆転（話の転換）をしておられます。

短い文章の中に、考えさせる部分を散りばめて、最後に、結論は「ない」というところもまたいいですね。


Oさん：「ダ・ヴィンチの手稿を模写する」

ダ・ヴィンチ入門編拝読、面白かったです！

まず大天才をまな板に乗せていながら、絵画の初心者として、またベテラン産科医としての目線から、地に足の着いた議論ができていて好感が持てました。

意外感のあるユニークな着想、無理なく自然に展開する文章に引き込まれました！


Sさん：「夏休みの観察日記」

タイトルはさりげない「夏休みの観察日記」であるが、テーマは重いものですね。

丁度戦争の最中で、常にどの国も紛争は常にあり、今後も怪しくなっている国々、最近は重大な戦争に変わるのか？という危機感が身近でも漂ってきています。

そんな時、この問題提起は大切なことだと思います。

長年の命の誕生の大切なお仕事をされてきた事、医学書のみならず、日常のエッセイ、これまでの沢山の方々との交流の蓄積が皆さんにお伝えしたり意見交換をされたり出来るので単なるエッセイ作家ではない事が分かります。

「殺生」を最後に入れられたことは、私はこの観察日記のベースのテーマではないかと思うので、入れることで結論が締まったと思います。

＊＊＊

少し面映ゆくなるような感想を羅列したようで申し訳ないが、作者にとっては、皆ポジティブなコメントである。このように背中を押してもらえているからこそ、次のエッセイを書く意欲も増してくるというものである。

自分を含め家族の末永い健康と安寧を願いつつ、これまで関係してきた全ての方々に感謝したい。そして、前回と同じように、こちらの無理な注文にも快く応じてくれた株式会社書肆アルスの山口亜希子社長に深甚なる謝意を表したい。

なお、できるだけ知りうる事実に基づいて書く努力はしたが、そうでないことがあるのであれば、ご容赦願いたい。

二〇二三年三月、春の足音を感じながら

松田義雄

（まつだ・よしお）


1954年（昭和29年）　山口県周南市（旧新南陽市）生まれ。

山口県立徳山高校、鹿児島大学医学部卒業。

医学博士。専門は周産期医学。

1980年（昭和55年）　鹿児島市立病院産婦人科入局。

東京女子医科大学医学部産婦人科学教授・母子総合医療センター母体・胎児科長、国際医療福祉大学病院産婦人科教授、独立法人地域医療機能推進機構三島総合病院院長を歴任し、現在、東京医療保健大学臨床教授、東壽会東峯婦人クリニック名誉顧問、代官山ウィメンズクリニック名誉顧問。


【主な著書】

『虹色の風景』『DAY BY DAY 〜診察室の窓辺から』『DAY BY DAY-II 〜今日までそしてその先へ〜』『DAY BY DAY-III 〜メスを握る医師が手術を受ける』

専門分野では『妊婦診療ガイダンス　新米ママの妊娠・出産の？疑問に答える本』『Cerebral palsy』『DOHaD その基礎と臨床』『CTG モニタリングテキスト』『早産のすべて』『脳性麻痺　周産期合併症／イベントとの関連』などの責任編集始め、単著・共著多数。

Day by Day - Ⅳ　——2020年からの一日一生

令和 5年7月9日　初版第1刷発行

著　者　　松田義雄

発行者　山口亜希子
発行所　株式会社書肆アルス
https://shoshi-ars.com/
〒165-0024 東京都中野区松が丘 1-27-5-301
電話 03-6659-8852　FAX03-6659-8853
印刷／株式会社厚徳社
製本／株式会社積信堂

ISBN978-4-907078-43-0 C0095

JASRAC 出 2303643-301